AROMATERAPIA:
uso terapêutico das essências vegetais

© 2004 Eneida Duarte Gaspar

Produção editorial
Pallas Editora

Revisão tipográfica
Maria do Rosário Marinho
Geraldo Garcez Condé

Editoração eletrônica
Geraldo Garcez Condé

Capa
Pedro Gaia e Felipe de Mello

Todos os direitos reservados à Pallas Editora e Distribuidora Ltda.
Não é permitida a reprodução por qualquer meio mecânico, eletrônico, xerográfico etc. de parte ou da totalidade do conteúdo e das imagens contidas neste impresso sem a prévia autorização por escrito da editora.

CIP-BRASIL. CATALOGAÇÃO-NA-FONTE.
SINDICATO NACIONAL DOS EDITORES DE LIVROS, RJ

G232a   Gaspar, Eneida Duarte.
2. ed.   Aromaterapia: uso terapêuticos das essências / Eneida Duarte Gaspar – 2. ed. revista e atualizada – Rio de Janeiro: Pallas, 2004.

160 p: il.

ISBN 978-85-347-0227-0

1. Aromaterapia. 2.Essências e óleos essenciais /O uso terapêutico. 3. Plantas aromáticas – uso terapêutico. 4. Natureza – poder de cura. I. Título.

CDD 615.85
CDU 615.85

Pallas Editora e Distribuidora Ltda.
Rua Frederico de Albuquerque, 56 - Higienópolis
21050-840 - Rio de Janeiro - RJ
Tel.: [21] 2270-0186
pallas@pallaseditora.com.br
www.pallaseditora.com.br

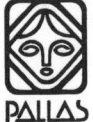

Eneida Duarte Gaspar

AROMATERAPIA
Uso Terapêutico das Essências Vegetais

2ª edição - 2ª reimpressão

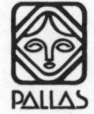

Rio de Janeiro
2021

Sumário

❀ ❀ ❀

Apresentação 7

Primeira Parte: TEORIA

Segredos dos vegetais 11
Aromaterapia 14
Essência das plantas 16
Plantas aromáticas 20

Segunda Parte: PRODUÇÃO

Extração das essências 25
Preparados aromaterápicos 39
Modos de usar os compostos aromaterápicos 50

Terceira Parte: APLICAÇÃO

Estudo das essências 71
Escolha das essências (indicações terapêuticas) 109
As essências e os chacras 120
Receituário 126
Lembretes Finais 149

ANEXO

Correspondência entre medidas farmacêuticas e
medidas caseiras 153

Bibliografia 154
Sobre a autora 155
Coleção Círculo das Fadas 156

Apresentação

Quando eu era menina, costumava ficar durante horas vendo um tio, dentista dos antigos, a lidar com seus instrumentos profissionais. Uma das coisas que mais me fascinavam – e que até hoje é a única coisa que me reconcilia com os dentistas – era o cheiro daquele "remedinho para os dentes". Mais tarde fiquei sabendo que nele existem coisas como o *eugenol*, a essência do cravo-da-índia – o mesmo que perfuma o doce de abóbora!

Naquele tempo, não comprávamos talcos da moda: usávamos talco puro, ao qual se misturava, em casa, a verdadeira essência de alfazema. Quando alguém se machucava, lá vinham do armário as tinturas desinfetantes e cicatrizantes, de que toda a família era adepta, graças ao bom senso do (ainda sobrevivente, na época) médico da família, que estimulava essa prática. Muitos anos depois, já com meu diploma de medicina e trabalhando com populações de baixa renda, passei a explorar as possibilidades da feira e do quintal como fontes de medicamentos eficazes e baratos. Aprendi, ainda com meus parentes, a ter sempre à mão meus vidrinhos com tinturas de ervas feitas em casa, e achei importante ensinar outras pessoas a fazerem o mesmo.

Olhando para trás, penso que valeu a pena usar medicina tão simples. Embora minha mãe sempre tenha se preocupado em seguir as normas básicas de higiene, não fui (muito) superprotegida; brinquei sempre em quintal, peguei chuva, comi terra e fui picada por insetos variados. Mas nunca precisei ir a um hospital, nunca tive um ferimento suturado nem precisei lidar com infecções graves, mantendo este "recorde" durante mais de meio século de vida. Isso me anima a passar adiante as informações que acumulei, não com a autoridade e a linguagem complicada de pesquisadora ou mestra, mas como uma vizinha que ensina uma receita que deu certo.

Espero que você goste de ler este livro pelo menos tanto quanto eu gostei de escrevê-lo. Pretendo que ele seja um manual de cabeceira, para ser usado nos momentos de tensão e cansaço, na enxaqueca da mamãe e na dor de barriga do neném. Mas também espero que profissionais de saúde, especialmente aqueles engajados em projetos de medicina simplificada, educação em saúde e treinamento de agentes de saúde em comunidades, o aceitem como um material idôneo, que pode ser adotado como fonte de informação técnica em seu trabalho. Àqueles que desejem aprofundar o assunto, recomendo verificar a bibliografia apresentada no final do livro, a qual contém registros da antiga farmacopéia adotada pelas faculdades de medicina ainda no início do século XX; pesquisas modernas de farmacognosia (estudo químico dos princípios ativos das plantas); e obras sobre a aromaterapia na linha dos livros de auto-ajuda e medicina alternativa.

A autora

Primeira Parte

TEORIA

❀ ❀ ❀

Segredos dos Vegetais

❁ ❁ ❁

Há muitos milhões de anos, quando os dinossauros andavam pela Terra, uma guerra tão intensa quanto silenciosa mobilizava a natureza. Nessa época, o reino vegetal, até então representado por samambaias e pinheiros, começava a enriquecer-se com atraentes plantas floridas. Atraentes e saborosas para os insetos que, como verdadeiros *gourmets*, experimentaram e adotaram em sua dieta o pólen, a seiva, os frutos e até a madeira dos novos vegetais. As plantas, indefesas na prisão de suas raízes, começaram a inventar meios de defesa: grossas cascas, espinhos, pêlos, tudo foi testado até surgir a guerra química. Aproveitando a experiência já adquirida na produção de substâncias necessárias ao metabolismo vegetal (como a clorofila e outros pigmentos) e das resinas com que os pinheiros se defendiam de microorganismos, as plantas impregnaram suas raízes, madeiras, folhas, flores e frutos com substâncias que intoxicavam os insetos, matavam bactérias e fungos e auxiliavam na cicatrização de lesões.

Entretanto, os insetos se adaptaram a essas substâncias e até, com o tempo, estabeleceram um sistema de cooperação com as plantas, tornando-se freqüentemente indispensáveis à sua reprodução. Muitos insetos, na verdade, tornaram-se dependentes das substâncias produzidas pelas plantas, e assim os antigos inseticidas transformaram-se em meios para atrair insetos e propiciar a polinização. Para manter esse relacionamento, então, as plantas sofisticaram mais e mais seus aromas.

De modo geral, as plantas que produzem essas substâncias apresentam odor marcante, seja ele agradável ou não; provavelmente, por isso, essas plantas sempre chamaram a atenção dos seres humanos. Algumas, que se mostraram tóxicas ou venenosas, foram reservadas para o uso em rituais mágicos (como alucinógenos, excitantes ou narcóticos) e no envenenamento de armas de guerra. Outras plantas eram agradáveis de cheirar e de comer, criavam uma sensação de bem-estar, favoreciam a digestão e até curavam diversos males; assim começou a formar-se um acervo de conhecimento a respeito das plantas medicinais e aromáticas.

Podemos, hoje, imaginar como as pessoas descobriram aos poucos, naqueles velhos tempos, como se perfumar esfregando a pele com pétalas, folhas, cascas ou raízes aromáticas; como aprenderam a perfumar e desinfetar suas casas queimando madeiras resinosas; como socaram e espremeram sementes, ervas e lenhos para extrair perfumes e remédios; como ferveram, cozinharam, esmagaram e purificaram as ervas medicinais.

A importância das plantas aromáticas para a humanidade pode ser comprovada observando-se o material arqueológico, as tradições, técnicas e mitos das mais antigas civilizações. No Egito, na Mesopotâmia, na Grécia, no Extremo Oriente, potes para ungüentos e jarros para óleos foram achados constantes; os mais belos poemas e mitos da Antigüidade falam dos perfumes e incensos usados na época; textos médicos e religiosos descrevem os medicamentos e os usos rituais de ervas e aromas. As plantas aromáticas são companheiras constantes da humanidade, tornadas indispensáveis por sua capacidade de proporcionar saúde e prazer.

O período áureo desse conhecimento no Ocidente foi nos tempos em que Egito, Grécia e Roma floresceram, com sua cultura preocupada com a integração entre a saúde física e a espiritual. Mais tarde, durante a Idade Média européia, toda a região ocupada pelos povos bárbaros (os germânicos vindos de regiões muito frias e pouco afeitos ao prazer corporal) perdeu a memória das teorias e técnicas do quente mundo mediterrâneo. A situação piorou quando a Igreja Romana cristalizou o saber oficial do mundo cristão em um conjunto de teorias imutáveis e proibiu qualquer crítica, dúvida ou pesquisa, considerando-as pecado e heresia. Somente entre os árabes, na Península Ibérica e no Oriente Médio, o conhecimento médico continuou a ser aperfeiçoado; mas era proibido aos cristãos ter acesso a este saber. A busca do conhecimento e o aperfeiçoamento técnico, nessa época, foram cercados de segredos e de perigo; o pesquisador era o herege, e seu caminho quase sempre terminava no cárcere ou na fogueira.

O resultado disso foi uma medicina oficial grosseira, brutal e fantasiosa, uma combinação de crendices e medicina de guerra, baseada em sangrias, amputações, purgantes e estranhas misturas de substâncias vegetais, animais e minerais, freqüentemente desagradáveis e às vezes até perigosas. Um pouco do saber antigo foi a duras penas conservado na medicina popular, exercida pelas curandeiras e parteiras, geralmente caçadas e exterminadas sob a acusação de exercício da bruxaria, mas na verdade reprimidas por serem uma ameaça aos médicos oficiais.

Entretanto, mesmo no meio dessa confusão, conservou-se o registro de uma vasta farmacopéia que, em tempos melhores, foi sistematicamente estudada e testada; foram descobertos os princípios ativos das plantas e seus mecanismos de ação; e até hoje, se prestarmos atenção, veremos que a maioria dos medicamentos produzidos pelos grandes laboratórios deriva direta ou indiretamente dos velhos segredos vegetais.

Aromaterapia

A medicina herbácea (baseada no uso das ervas ou plantas medicinais) abrange várias técnicas diferentes. Umas usam exclusivamente vegetais; outras utilizam também produtos animais e minerais.

A técnica mais simples e direta é a fitoterapia, que consiste no uso da planta (ou de sua parte útil) inteira e no estado mais próximo possível do natural, seja como alimento, emplastro, para preparar chás, banhos, sucos, extratos ou compostos magistrais (nome dado aos medicamentos preparados na hora de serem consumidos, segundo uma fórmula escrita pelo médico). A fitoterapia é uma técnica alopática, pois baseia-se na escolha de um medicamento que, por uso interno (via oral) ou externo (banhos, compressas, inalações etc.), corrige o sintoma que a pessoa apresenta produzindo um estado oposto a ele (por exemplo, baixando a temperatura de quem tem febre).

Outra técnica é a homeopatia, cujos medicamentos, de origem animal, vegetal ou mineral, passam por um complexo processo de preparação, que os distancia bastante da forma original da matéria-prima. A homeopatia segue um princípio semelhante ao da vacinação: ao provocar, de modo muito atenuado, sintomas semelhantes aos que a pessoa apresenta, o remédio estimula as reações de defesa do organismo. Os medicamentos homeopáticos são normalmente empregados por via oral.

A farmacopéia oficial alopática utiliza medicamentos já encontrados prontos na farmácia (oficinal significa feito na oficina), preparados pelos laboratórios farmacêuticos segundo normas mais ou menos padronizadas (consagradas pela pesquisa e pela clínica) de combinar substâncias ativas isoladas para obter determinados efeitos. Essas substâncias podem ser extraídas de vegetais, animais ou minerais, ou podem ser sintetizadas em laboratório. Os medicamentos podem ser utilizados por via externa ou interna (oralmente ou injetados).

A aromaterapia se distingue de todas essas técnicas por quatro características. Em primeiro lugar, ela utiliza apenas produtos de origem vegetal, o que a diferencia da homeopatia e da farmacopéia oficinal alopática. Em segundo lugar, ela utiliza apenas um tipo específico de plantas, as que produzem óleos voláteis ou essenciais; isso a torna diferente da fitoterapia. Em terceiro lugar, ela não usa a planta inteira, mas apenas a sua essência, extraída de alguma forma. Por fim, ela não usa princípios ativos isolados (cada componente de uma essência), mesmo que sejam extraídos de suas fontes naturais, pois parte do princípio de que uma substância medicinal é mais ativa e eficiente quando é equilibrada e potencializada pelas substâncias com que se mistura na natureza.

Esta técnica recebe o nome de aromaterapia pelo fato de utilizar os óleos essenciais ou essências, que são as substâncias responsáveis pelo aroma das plantas; entretanto, as essências – pelo menos de algumas das plantas que as produzem – também são usadas para a produção de perfumes. Por isso, às vezes, encontram-se referências à aromaterapia que confundem um pouco as coisas.

A diferença entre a aromaterapia e a perfumaria é que a primeira procura os efeitos clínicos diretos ou indiretos (através do sangue, sistema nervoso ou endócrino) resultantes das características farmacológicas das essências, enquanto a segunda, incluindo os perfumes pessoais e os ambientais (incensos), preocupa-se com os efeitos derivados do prazer causado pelo aroma e do seu uso simbólico. Por isso, a aromaterapia exige o uso das essências naturais (ou seja, exige uma composição química específica que exerça um determinado efeito), enquanto a perfumaria freqüentemente usa essências artificiais que apenas imitam o aroma sem reproduzir a composição química das naturais (mas que são bem mais baratas que estas últimas).

Para resolver essa confusão, já foi proposto que o termo *aromaterapia* seja utilizado exclusivamente para referir-se à terapia de base farmacológica aqui descrita. Para o uso simbólico e ambiental dos aromas, foi criado o termo *osmoterapia* (do grego *osme*, que significa cheiro), querendo indicar que a técnica visa a obter os efeitos que o perfume provoca sobre o estado emocional da pessoa, pelo sentido do olfato.

Essência das Plantas

❂ ❂ ❂

Desde a Antiguidade, o perfume das flores foi associado à alma dos vegetais, como se ao emiti-lo a planta estivesse expressando mais livremente sua personalidade. Por isso, quando os herboristas aprenderam a extrair e conservar os perfumes vegetais, deram a essas substâncias desconhecidas o nome de *essência* das plantas. Pensavam eles que, dentro dos frascos de seus laboratórios, estava aprisionada a alma das rosas, violetas e jasmins.

Como essas substâncias não se misturam com a água e têm um aspecto oleoso, foram chamadas também de *óleos essenciais* (embora, do ponto de vista químico, não sejam gorduras). O nome mais moderno e mais técnico dado às essências é o de óleo volátil, pois o comportamento típico dessas substâncias, seja qual for sua composição específica, caracteriza-se pelo fato de serem elas voláteis, ou seja, se evaporarem facilmente e, assim, espalharem o perfume no ambiente.

Pesquisas químicas realizadas desde o século XIX permitiram descobrir que existem grupos de substâncias químicas específicas responsáveis pelo odor das plantas: são exatamente as desenvolvidas para exercerem funções antissépticas, narcóticas, excitantes, cicatrizantes etc. Várias caracterizam-se pelo fato de serem o que se chama em química de *substâncias aromáticas* – compostos orgânicos em que pelo menos parte dos átomos de carbono (a base desses compostos) forma um anel fechado de forma específica; essas substâncias são chamadas aromáticas justamente por terem sido descobertas em produtos vegetais fortemente odoríferos. Outras substâncias possuem átomos ou grupos de átomos específicos que determinam seu odor; por exemplo, os compostos de enxofre têm um cheiro característico.

Os compostos aromáticos foram estudados quimicamente graças ao grande crescimento do conhecimento sobre as substâncias orgânicas, resultante da pesquisa dos derivados do petróleo e do carvão. Foi assim que se descobriram os terpenos, um tipo de hidrocarboneto (composto de carbono e hidrogênio, base da matéria orgânica), encontrados e identificados primeiramente nas árvores resinosas. O termo *terpeno* deriva da palavra *terebentina*, nome da resina do terebinto, árvore nativa da região do Mediterrâneo, usada na medicina desde a Antigüidade.

A descoberta mais interessante foi o fato de que os terpenos são muito freqüentes nos organismos vegetais e animais, exercendo diversas funções metabólicas, o que pode explicar sua utilidade como medicamento e sua afinidade com muitas funções orgânicas. Os monoterpenos (formados por duas unidades de isopreno, que é um grupo de cinco carbonos num arranjo específico) e os sesquiterpenos (formados por três isoprenos) são os que compõem os óleos essenciais; são os mais voláteis e, dessa forma, podem espalhar rapidamente no ambiente as substâncias destinadas a atrair ou afastar insetos. São exemplos desses terpenos o citral, citronelol, citronelal, geraniol, mentol, limoneno, pineno, cânfora, cadineno, selineno etc. Embora cada terpeno ocorra em muitas essências diferentes, seu nome geralmente deriva da planta em que foi primeiro identificado: gerânio, pinho, menta, limão, erva-cidreira, canforeiro etc.

Entre os diterpenos (com quatro isoprenos) destacam-se o fitol (componente mais importante da clorofila, quimicamente relacionado com a hemoglobina do sangue), a vitamina A e o ácido abiético (do pinho). Entre os triterpenos (com seis isoprenos), os mais importantes são a amirina, que existe em muitas essências e resinas, e o esqualeno, do óleo de fígado de cação, que é precursor do colesterol. Os tetraterpenos (com oito isoprenos) constituem o grande grupo dos pigmentos carotenóides, presentes nos organismos vegetais e animais, e ligados ao metabolismo da vitamina A. Os politerpenos (longas cadeias formadas por até 5.000 isoprenos) mais conhecidos são a borracha natural (o látex, resina da seringueira) e a guta-percha (resina de uma árvore da Ásia). O âmbar é uma resina isoprenóide fóssil, cuja composição específica ainda não está bem determinada. Outros isoprenóides importantes para o metabolismo animal e vegetal são a vitamina E, os esteróides (de que derivam muitos hormônios) e os alcalóides (substâncias tóxicas de várias plantas, usadas como medicamentos).

Além desses componentes básicos, os óleos voláteis ainda combinam diversas substâncias como álcoois, ésteres, óxidos, ácidos, cetonas, aldeídos, acetatos etc., muitas vezes derivados de terpenos. Algumas essências têm composição química muito simples, podendo conter de 90% a 98% de uma única substância; freqüentemente, os óleos de folhas e lenhos são assim. Já outras essências, geralmente de flores, podem conter dezenas de componentes. Entretanto, a quantidade da substância não é o mais importante: muitas vezes, traços (quantidades mínimas) de uma substância podem ser decisivos para produzir o odor característico de uma essência. Este é o motivo pelo qual é tão difícil reproduzir um aroma usando essências sintéticas.

As essências ficam armazenadas em células especiais, glândulas ou canais situados em diversas partes das plantas: folhas, cascas, raízes, flores, frutos, sementes. Já foi observado que os óleos se concentram em partes diferentes da planta de acordo com a hora do dia; por exemplo, várias flores têm mais aroma ao anoitecer. Isso confirma a antiga tradição, que a tecnologia moderna por muito tempo considerou supersticiosa, de que existem momentos adequados ou não para a colheita de cada erva medicinal. A mesma observação foi confirmada em relação ao ciclo estacional: geralmente, as plantas produzem mais essência em certa fase do ano.

Em alguns casos, a mudança para uma região cujo clima ou algum outro fator ambiental é diferente de seu local de origem bloqueia a possibilidade da planta produzir sua essência. Por exemplo, a alfazema é nativa de regiões temperadas, afastadas do Equador, onde no verão os dias são muito mais longos que nos trópicos (embora não sejam tão quentes). A alfazema só completa seu ciclo vital, produzindo flores e frutos, nesse período de longas exposições à luz solar; nas regiões tropicais, portanto, não é possível produzir essência de alfazema em condições naturais. Outro exemplo é a baunilha, uma espécie de orquídea nativa do México, cuja polinização depende da presença de uma determinada espécie de inseto. Plantada fora da região onde vive esse inseto, a baunilha serve apenas como planta ornamental, não produzindo suas favas a não ser que seja feita polinização manual.

A luz, a chuva, o tipo de solo e os nutrientes disponíveis também influenciam a produção do óleo: em condições inadequadas, se não encontrar no ambiente as matérias-primas necessárias, a planta pode não conseguir sintetizar os princípios ativos que constituem sua essência.

A proporção de óleo presente nas plantas varia muito, podendo ir de 0,01% até 10%; mas a média fica entre 1% e 2% . Geralmente, as plantas mais odoríferas (com essências mais fortes) são nativas dos trópicos. Algumas dessas plantas têm tanto óleo, que ele pode ser extraído espremendo-se as partes da planta com a mão; são exemplos as cascas das frutas cítricas (laranja, limão, tangerina). Outras, como as rosas, têm tão pouca essência, que são precisas toneladas de flores frescas para produzir uma pequena porção de seu óleo essencial.

Plantas Aromáticas

❀ ❀ ❀

Existem muitas plantas, originárias de todas as partes do mundo, que produzem óleos voláteis. A maioria delas concentra-se em algumas poucas famílias do reino vegetal e vivem principalmente em áreas temperadas quentes ou tropicais.

Entre os grupos mais conhecidos destaca-se a Ordem das Coníferas, que inclui, entre outras, as famílias das Pináceas (pinheiro, abeto, cedro) e das Cupressáceas (cipreste, tuia, junípero). Esta Ordem pertence à Classe das Gimnospermas (plantas sem flores); por isso, sua essência é encontrada nas folhas (geralmente no feitio de espinhos ou escamas), nas gemas ou brotos (galhinhos novos) e na resina do caule.

Entre as Angiospermas (plantas com flores) existem muitas Famílias importantes. Entre as Monocotiledôneas (plantas com uma sementinha simples) incluem-se as Liliáceas (alho, cebola, babosa), as Iridáceas (íris, açafrão), as Zingiberáceas (gengibre, cana-do-brejo, colônia), as Orquidáceas (baunilha), as Ciperáceas (capim-santo, piripiri) e as Gramíneas (capim-limão, capim-cheiroso, vetiver).

As Dicotiledôneas (plantas com uma sementinha dupla) incluem várias Subclasses importantes, nas quais se distribuem as Ordens e Famílias. Na Subclasse das Magnoliídeas incluem-se as Magnoliáceas (anis-estrelado), as Miristicáceas (noz-moscada), as Monimiáceas (boldo-do-chile), as Lauráceas (louro, canela, cânfora) e as Piperáceas (pimenta-do-reino). Entre as Ranunculídeas incluem-se a pulsatila, o hidraste etc. Nas Hamamelidídeas encontramos o hamamélis, o estoraque e a bétula. Entre as Cariofilídeas destacam-se a guiné, o cravo-de-jardim, a erva-de-santa-maria, o hipérico, o álamo, a gaultéria, o benjoim, a malva e a cascarilha. As Rosiídeas incluem várias famílias importantes:

Rosáceas (rosa, amêndoa, morango), Leguminosas (meliloto, pau-campéche), Mirtáceas (murta, cravo-da-índia, eucalipto, goiabeira), Anacardiáceas (aroeira, mangueira), Rutáceas (arruda, laranja, limão), Burseráceas (incenso, mirra), Geraniáceas (gerânios), Ramnáceas (amieiro), Santaláceas (sândalo), Oleáceas (jasmim) e a imensa família das Umbelíferas (erva-doce, coentro, cominho, salsa etc.). Na Subclasse das Asterídeas destacam-se o sabugueiro, a valeriana, as Solanáceas (pimentão, pimenta-malagueta) e as grandes famílias das Verbenáceas (verbena, cambará, lúcia-lima), Labiadas (alecrim, alfazema, boldo brasileiro, erva-cidreira, hortelã, orégano etc.) e Compostas (alface, arnica, camomila, carqueja, guaco etc.).

Embora todas essas plantas (com exceção das Coníferas) produzam flores, nem sempre é nelas que se concentra sua essência. De algumas plantas usam-se as raízes, como ocorre com o capim-cheiroso, o gengibre e o lírio. De outras usa-se o caule inteiro ou apenas sua casca, como é o caso do sândalo, do cedro e da canela. De muitas usam-se as folhas; são exemplos o eucalipto, o pinheiro, a hortelã, o alecrim, a erva-cidreira, o louro e a murta. Usam-se as flores da alfazema, do cravo, da laranjeira (chamadas de *nerol*), da rosa e da camomila, entre outras. Dos frutos cítricos (limão, laranja, tangerina) usam-se as cascas; já de outras plantas (noz-moscada, erva-doce, pimenta, zimbro) usam-se os frutos inteiros ou as sementes. De muitas árvores e arbustos são extraídas resinas: cânfora, terebentina, benjoim, mirra, franquincenso etc. E existem ainda algumas ervas que são usadas inteiras, como é o caso da arruda, alface e cana-do-brejo.

Segunda Parte
PRODUÇÃO
❀ ❀ ❀

Extração das Essências

❀ ❀ ❀

Existem várias técnicas adequadas à extração das essências. A maioria delas vem sendo usada desde a Antigüidade quase sem modificações. A experiência adquirida pelos antigos herboristas e perfumistas estabeleceu a melhor maneira de lidar com cada vegetal de modo a aproveitar ao máximo sua essência e não deixar que ela se estrague.

Até o final do século XIX e início do século XX, a predominância dos medicamentos magistrais na prática terapêutica tornava muito comum e de fácil acesso a tecnologia de extração das essências. Qualquer pessoa interessada no assunto poderia com relativa facilidade montar seu laboratório e fazer suas experiências em casa, e o máximo que poderia acontecer seria os amigos a considerarem meio esquisita. Hoje em dia, com o monopólio da produção de matérias-primas farmacológicas e cosméticas nas mãos dos grandes laboratórios, tornou-se mais difícil o acesso ao conhecimento sobre as técnicas, ao equipamento necessário e até a várias matérias-primas. Tornou-se inclusive, porque inclui mais uma dificuldade ao grupo citado (é a minha intenção) muito raro o acesso às essências naturais (pelo menos aqui no Brasil); ou o preço do produto natural é simplesmente proibitivo, e por isso você não o encontra no mercado, ou encontra um produto pretensamente natural, mas com grande chance de ser, pelo menos em parte, uma mistura de imitações sintéticas cuja única finalidade é baratear o produto e, assim, aumentar a margem de lucro do produtor. Esses produtos, na melhor das hipóteses, não farão os efeitos desejados, podendo até ser prejudiciais à saúde.

Por esse motivo é fundamental, para quem quiser usar essências naturais, informar-se cuidadosamente acerca da origem do produto e da idoneidade, tanto do fabricante, quanto do vendedor. Para início de conversa, nunca compre, para uso terapêutico, essências destinadas à perfumaria. Elas são imitações sintéticas dos aromas e, embora cumpram perfeitamente seu papel como perfumes, não têm os efeitos farmacológicos das essências naturais. Mesmo que elas contenham alguns componentes naturais, foi comprovado que muitos dos componentes das essências (como a vanilina, da baunilha) perdem sua ação farmacológica quando são isolados dos outros elementos que constituem a essência original integral.

A outra alternativa é o preparo caseiro desses produtos. Se esta for sua opção, existem várias técnicas para você escolher, de acordo com o tipo de produto final que pretende obter, com sua paciência para este tipo de atividade e com sua disponibilidade em termos de tempo, espaço e dinheiro para investir em equipamentos. Algumas técnicas são bastante simples, mas seu produto final é uma solução da essência em algum tipo de substância; outras são mais complicadas, mas seu produto final é a essência pura. Alguns desses produtos exigem emprego imediato, enquanto outros se conservam por muito tempo.

Equipamento Necessário para a Extração das Essências

Matéria-prima

Adquira suas ervas sempre bem frescas e em bom estado. Se não for usá-las imediatamente, guarde-as na geladeira; mas use-as o mais rápido possível, pois muitas essências se evaporam ou degeneram conforme a planta seca. Em raros casos (em geral, de raízes) é necessário deixar o produto secar, para ocorrer uma reação química que produza a essência ativa. Sempre que isso for necessário, será indicado nas informações sobre a planta. Existem ainda matérias-primas impossíveis de cultivar ou extrair ao natural aqui no Brasil ou em cultivos domésticos, como a alfazema e a cânfora; mas esses produtos são facilmente encontrados em farmácias e casas de ervas.

Recipientes

Use sempre recipientes de vidro, louça, plástico neutro (usado para embalar alimentos e medicamentos) ou ferro esmaltado sem nenhuma rachadura. Nunca prepare a essência em recipientes de metal, argila ou madeira, pois os princípios ativos da matéria-prima reagirão com esses materiais e serão alterados.

Água

Use água destilada, pois a água de torneira contém minerais dissolvidos que podem reagir com as essências. Você pode comprar a água destilada na farmácia ou prepará-la em casa, destilando água comum da torneira. Para saber como fazer isso, veja mais adiante a técnica de destilação. A diferença é que você destilará a água pura, antes de misturá-la com as ervas.

Tome cuidado com a água da chuva. Embora ela seja uma água destilada, acabou de passar por uma atmosfera que pode estar cheia de poluentes que vão contaminar seu medicamento. De modo geral, quando se quer utilizar água de chuva para qualquer fim, a recomendação é deixar chover por algum tempo (para limpar o ar) e só depois coletar a água. Mas para o preparo de medicamentos, é melhor usar uma água em relação à qual você tenha maiores garantias sobre a qualidade do processo de destilação e conservação posterior.

Solventes Fixos

Os solventes orgânicos, muito usados para facilitar a extração das essências, podem ser fixos ou voláteis. Os solventes fixos são as gorduras; o modo de utilizá-las é descrito adiante. Pode-se usar qualquer tipo de gordura, mas deve-se preferir uma que não fique rançosa facilmente nem tenha cheiro muito forte.

Você pode usar uma gordura sólida à temperatura ambiente; neste caso, as melhores são a parafina e a vaselina pois, embora sejam minerais (derivadas do petróleo), conservam-se muito melhor que as outras. A lanolina (da lã de carneiro) e o sebo (muito usado na Idade Média) têm cheiro forte e se estragam com facilidade.

Se preferir usar um óleo (líquido à temperatura ambiente), você pode escolher entre todos os óleos vegetais disponíveis no mercado: abacate, algodão, amêndoa, amendoim, arroz, avelã, dendê, germe-de-trigo, gergelim, girassol, milho, nozes, oliva (azeite), pêssego, rícino, semente de uva, soja. Alguns desses óleos são ricos em vitaminas e ajudam a nutrir a pele; é o caso dos óleos de abacate, germe-de-trigo e dendê. Todos os óleos de cozinha, e mais o de amêndoas, são ótimas bases para óleos aromáticos; entretanto, alguns têm cheiro desagradável e outros são muito caros. Dentro de suas conveniências e preferências, você pode escolher qualquer um deles, pensando sempre que os óleos mais *finos* (menos densos ou *grossos*) penetram melhor na pele e ajudam a absorver mais a essência.

Solventes Voláteis

O principal representante deste grupo é o álcool, usado quase universalmente para a extração de essências. Mas existem alguns poucos óleos essenciais insolúveis em álcool; estes são extraídos com éter e, mais raramente, com clorofórmio.

Você deve escolher um álcool de boa qualidade, de preferência produzido por um laboratório conhecido, ligado à produção de medicamentos. Existem diversas marcas de álcool para limpeza, higiene e produção artesanal de perfumes que não são muito confiáveis, pois seu processo de produção e embalagem pode não ser tão bem cuidado quanto o dos outros, destinados ao uso médico.

Muitos autores, principalmente na área de perfumaria, recomendam o uso do álcool de cereais que, além de ser mais barato que o de cana, tem características ligeiramente diferentes que o tornam mais neutro em relação às essências isoladas utilizadas na produção de perfumes. Eu não gosto desse tipo de álcool por vários motivos. Primeiro, porque ele não sofre o controle de qualidade a que são submetidos os produtos de uso hospitalar; segundo, porque ele tem um cheiro forte e desagradável, que altera o aroma do produto se o álcool não for submetido a um processo prévio de purificação; terceiro, porque ele só é encontrado em lojas especializadas, enquanto o álcool de cana pode ser comprado em qualquer farmácia; por fim, não vejo justificativa para preferi-lo ao outro, uma vez que o álcool etílico produzido pela fermentação e destilação do açúcar da cana é exatamente igual ao produzido pela fermentação e destilação do açúcar de cereais, apresentando apenas uma ligeira diferença em grau de acidez que é irrelevante quando trabalhamos com matérias-primas integrais e não com gotas de essência pura. Portanto, não vejo vantagens que compensem as desvantagens desse tipo de álcool, e prefiro continuar com o produto tradicional da farmácia.

Deve-se usar o álcool comum (que contém uma pequena porção de água), e não o álcool absoluto, de uso laboratorial. Esse cuidado é importante porque alguns componentes das essências são insolúveis no álcool e solúveis em água. Portanto, se usarmos o álcool absoluto, que praticamente não contém água, esses componentes serão perdidos.

O uso dos outros solventes orgânicos envolve maiores problemas. O éter pode ser encontrado na farmácia, mas precisa ser manipulado com cuidado, pois provoca tonteira e enjôo. Também deve ser guardado com cuidado, pois evapora muito mais rapidamente que o álcool. Já o clorofórmio, um produto perigoso usado em anestesia, não está disponível no mercado, sendo o seu consumo rigorosamente controlado e restrito ao ambiente hospitalar. Em compensação, as substâncias que exigem o éter ou o clorofórmio para serem extraídas costumam ser encontradas mais ou menos facilmente nas farmácias. Portanto, você pode se preocupar apenas com a técnica do uso do álcool.

Utensílios

Para preparar os produtos mais simples, o material necessário é o seguinte:

– Frascos de vidro, louça ou plástico neutro, com tampa bem firme, de boca larga. Vidros de conservas, maionese e café solúvel são excelentes, pois são fáceis de limpar e não ficam impregnados com cheiros, como ocorre com embalagens plásticas;

– Frasco graduado. Existem frascos plásticos para uso culinário com graduação até meio litro ou um litro, além de colheres-medida para quantidades menores;

– Balança para pequenos pesos. Embora existam balanças de uso laboratorial extremamente sensíveis a pesos mínimos, elas são caríssimas. A melhor opção pode ser um tipo de balança de cozinha que pesa até 250 g, divididas em frações de 5 g;

– Almofariz com pilão. Os laboratórios usam este material em vidro ou pedra (ágata), mas um socador de alho faz o mesmo efeito;

– Panela esmaltada, com capacidade aproximada de 1 litro, com base para banho-maria. Pode ser usada como essa base uma panela maior, uma lata de alimento (nunca use latas com resíduos de tintas e vernizes, que produzem vapores tóxicos) ou um tabuleiro de bolo;

– Fogareiro com suporte para a panela. Pode ser usado o suporte da panela de *fondue*, com o respectivo fogareiro, ou um tripé metálico do tipo usado em laboratório. O fogareiro pode ser a álcool, elétrico, ou ainda pode ser uma vela (usada em alguns equipamentos de *fondue*);

– Facas, colheres e espátulas para manipular a matéria-prima;

– Coador de plástico (peneira de cozinha);

– Funil;

– Filtro de papel para café, com o respectivo suporte;

– Seringa de 5 ou 10 ml (sem agulha), para passar a essência para frascos de boca muito estreita;

– Frascos para guardar os produtos prontos, de preferência de vidro escuro e com tampa bem firme. Vidros de remédios ou de perfume podem ser aproveitados, desde que fiquem de molho pelo tempo suficiente para eliminar qualquer resíduo das substâncias que estiveram guardadas neles; mas podem ser comprados vidros limpos em lojas de artigos para perfumaria artesanal. Todos os frascos devem ser sempre cuidadosamente lavados e esterilizados com água fervente, para reduzir os riscos de contaminação e deterioração dos produtos;

– Etiquetas para colocar o nome do produto e a data de produção nos frascos, tanto os que guardam as matérias-primas, quanto os que armazenam as essências já prontas.

Técnicas e Produtos de Extração das Essências

Expressão

Consiste em espremer a matéria-prima, recolher o líquido resultante e isolar dele o óleo essencial. Geralmente o material é colocado na prensa embrulhado em um pano, que depois é lavado com água destilada. A água é posta para repousar e, quando o óleo e a água formam duas camadas superpostas, são drenados separadamente (veja detalhes da drenagem no tópico sobre destilação). Este método tem as desvantagens de exigir uma instalação especial e só se aplicar a materiais muito ricos em essências, como as cascas dos frutos cítricos (laranja, limão, tangerina). Além disso, a essência fica misturada com muitas impurezas.

Dissolução em Gordura

É a técnica mais simples e primitiva; é usada desde a Antigüidade, pois o solvente é fácil de ser obtido e a técnica é adequada para qualquer tipo de matéria-prima. Pode ser feita de duas formas diferentes, de acordo com o tipo de gordura usado: maceração em óleo e enfloragem.

Maceração em óleo:
Utiliza o óleo vegetal, que é fluido à temperatura ambiente. Seu produto final é o óleo aromático. É a técnica ideal para preparar óleos de massagem a partir das ervas frescas, pois elimina as etapas intermediárias de isolar a essência para depois dissolvê-la no óleo.

O material necessário é o seguinte:
– Uma parte da matéria-prima. Você pode usar uma medida de peso (por exemplo, 100 g) ou de volume (por exemplo, um copo);
– Duas partes do óleo escolhido (usando o mesmo instrumento de medida);

- Uma panela de banho-maria com fogareiro;
- Frasco de boca larga;
- Almofariz com pilão;
- Faca, colher, filtro, funil, coador;
- Frasco para o produto final.

Depois de lavar, pique ou soque no almofariz a matéria-prima. Coloque-a na panela junto com o óleo e ponha em banho-maria por uma hora. Deixe esfriar. Se quiser um óleo mais concentrado, retire essas ervas, coloque material novo e repita o processo quantas vezes quiser. Se o material contiver muita essência, o óleo ficará logo saturado; mas se for uma das flores com pouquíssima essência (como é o caso da rosa), você pode precisar de mais de 30 porções se quiser obter um óleo totalmente saturado.

Para não gastar gás, você pode conservar o banho-maria aquecido com a chama de uma vela de sete dias. Não use, neste caso, recipientes muito grandes ou de paredes muito grossas, que custarão a aquecer.

O mesmo efeito, só que com um processo mais demorado, pode ser obtido deixando o frasco exposto ao sol e trocando as ervas a cada dois ou três dias.

Use seu nariz e seus olhos para avaliar a concentração de seu óleo aromático; esta é uma habilidade que só se adquire com a experiência direta, não há normas em livros para você seguir. Quando estiver satisfeito, retire as ervas, filtre o óleo (use um filtro de café comum, mas use cada filtro apenas uma vez) e guarde em frasco esterilizado e bem fechado. Em local escuro e fresco, o óleo aromático pode conservar-se bem por até cinco meses.

Enfloragem:
Consiste na maceração em gorduras sólidas; seu produto final é a pomada aromática. É o melhor método para trabalhar com flores delicadas, com pouca essência e de que se tem disponível uma quantidade pequena, pois esta técnica, embora seja muito trabalhosa e demorada, é a que permite absorver a maior proporção de essência para uma dada quantidade de matéria-prima.

O material necessário é o seguinte:
- Uma parte de ervas (em geral, pétalas de flores);
- Duas partes de gordura sólida (prefira as que não rancem facilmente);
- Frascos largos ou bandejas rasas, de vidro e com tampa;
- Panela de banho-maria com fogareiro;
- Peneira, espátula;
- Potes para guardar a pomada.

A enfloragem pode ser feita a quente ou a frio. No processo a quente, a gordura é derretida em banho-maria; a seguir é despejada num frasco de boca larga e as ervas são misturadas a ela.

No processo a frio, a gordura é derretida e espalhada sobre as bandejas de vidro, formando uma camada bem fina; as ervas são espalhadas sobre a gordura, ficando só encostadas nela, e não misturadas.

Seja qual for o procedimento usado, o recipiente é fechado (as bandejas são empilhadas) e guardadas por um a três dias. Passado esse período, as flores maceradas são retiradas: no processo a frio são simplesmente despejadas da superfície das bandejas; no processo a quente, a gordura é derretida em banho-maria e coada. A seguir, são colocadas novas flores e o processo é repetido várias vezes.

Como este método é usado para extrair essências de flores com pouco óleo, são necessárias muitas repetições. Na indústria de perfumaria tradicional, a produção dessas essências é feita nas próprias áreas de criação das flores e aproveita seu período de safra; assim, a cada dois ou três dias podem-se colher algumas flores frescas para renovar o material da enfloragem. A pomada é considerada saturada com 36 trocas de material.

Na indústria de perfumaria, a pomada saturada é usada para obtenção da essência pura. Ela é aquecida em banho-maria com álcool até a gordura derreter toda. A essência se dissolve no álcool e assim, deixando esfriar a mistura, obtemos a gordura solidificada, com traços da essência (que é usada na produção de compostos para toucador) e uma tintura concentrada que será destilada para obtenção da essência pura (a técnica da destilação será descrita adiante).

Dissolução em Solventes Voláteis
(*Tintura*)

A técnica de produção da tintura é a mesma, não importa o tipo de solvente usado; o que muda é o nome do produto final, que se chamará tintura alcoólica (alcoolato) ou tintura etérea, conforme tenha sido usado álcool ou éter. Pelos motivos expostos anteriormente, considero aqui apenas a produção de tinturas alcoólicas.

O material necessário é o seguinte:
– 100 a 200 g da matéria-prima, bem fresca;
– Um litro de álcool (se quiser uma tintura superconcentrada, use meio litro);
– Um frasco de boca larga, com tampa;
– Faca, colher, coador, filtro;
– Frasco para o produto final (pode ser o próprio frasco do álcool).

Depois de lavar bem, pique ou amasse o material. Esse procedimento é necessário principalmente no caso de raízes, cascas, madeiras e folhas grossas ou enceradas, que são mais ou menos impermeáveis.

Coloque a erva e o álcool no frasco de boca larga, feche e guarde em local escuro e fresco por quinze dias. Coe, filtre e coloque no recipiente definitivo. Guardada em local escuro e fresco, a tintura se conserva por muito tempo.

Destilação

Este é o processo preferido para a produção industrial de essências, pois é adequado a qualquer tipo de material e seu produto final é a essência pura, sem resíduos do solvente. Mesmo quando a essência é extraída inicialmente por outro método, a etapa final de purificação é a destilação.

A destilação exige um equipamento especial semelhante ao usado pelos antigos alquimistas, que em geral só é encontrado em lojas especializadas em material para laboratório. Este equipamento é chamado de *alambique* e é igual, só que em menores proporções, ao usado para a produção de aguardente. Se você estiver interessado em fazer experiências de destilação, veja como é montado um alambique simplificado.

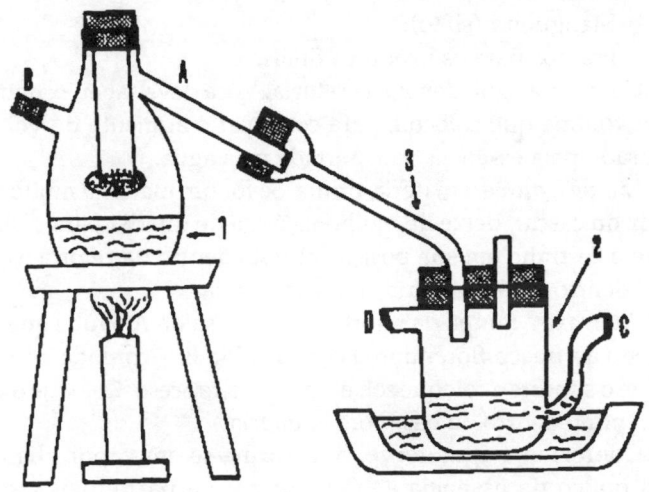

1 - A *retorta* é um frasco de vidro ou metal que precisa ser hermeticamente fechado, e em cujo interior fica presa uma cestinha ou grade do tipo das usadas para cozinhar legumes no vapor. A retorta fica apoiada num tripé que a mantém sobre o fogareiro (diretamente ou em banho-maria). Da tampa da retorta saem dois tubos que a ligam à outra parte do equipamento.

2 - O *frasco florentino* é um frasco de vidro com tampa e com duas saídas para o líquido (uma bem embaixo e outra no alto), que servirão para escoar o líquido no final do processo e para fazê-lo voltar à retorta durante o processo de destilação. Na tampa existem dois orifícios: por um deles passa um tubo que traz o vapor da retorta; pelo outro sai ou entra o ar, conforme o frasco se enche ou esvazia. O frasco é graduado em mililitros, para que se possa controlar o volume de líquido que ele contém. Ele fica longe do fogareiro, dentro de um recipiente com água fria, para que o vapor que chega da retorta se resfrie e condense rapidamente.

3 – O *tubo* faz a ligação entre a retorta e o frasco florentino.

O material necessário para a destilação é o seguinte:
- Uma porção da matéria-prima;
- Duas porções de água;
- Um alambique;
- Faca, colher;
- Mangueira (sifão);
- Frascos para os produtos finais.

Coloque a água dentro da retorta. Você deve saber exatamente o volume que colocou, para controlar o aumento do volume causado pela essência transportada pela água.

Limpe e pique a matéria-prima. Se for um material muito seco (raiz ou casca), deixe de molho na água de um dia para o outro. Fixe o cestinho em sua posição correta dentro da retorta e coloque dentro dele a matéria-prima já picada.

Atarraxe a tampa da retorta. Ligue na saída A o tubo que será ligado ao frasco florentino. Feche a saída B. Acomode a retorta sobre o suporte e coloque sob ele o fogareiro aceso. Coloque o vaso florentino dentro da base com água fria.

Conforme a água ferve, transforma-se em vapor, dissolve um pouco da essência e, ao subir para a parte mais alta da retorta (porque o vapor é mais leve que o ar frio), entra no tubo que o leva ao vaso florentino. Lá, em contato com o vidro frio, o vapor se condensa e a água com a essência vai se acumulando.

Quando toda a água terminar de passar, separe o frasco florentino do tubo que vem da retorta, conecte a saída do frasco à saída B da retorta e despeje o líquido todo de volta. Volte a arrumar tudo como no início e repita todo o processo.

A cada vez que a destilação se repetir, o volume do líquido aumentará um pouquinho, porque o vapor carregará mais um pouquinho da essência. Quando o volume se estabilizar, é sinal de que não há mais essência a ser extraída. Repita todo o processo de destilação até que isso ocorra.

Deixe o líquido repousar no frasco florentino. Como o óleo essencial e a água não se misturam, eles formarão duas camadas bem distintas. Se a essência for mais pesada que a água, pousará no fundo; se for mais leve, boiará no alto.

Retire a água por sifonagem: enfie uma mangueirinha pela entrada do frasco mais próxima da água; pela entrada C, se ela estiver por baixo do óleo; pela entrada D, se ela estiver por cima. Chupe pela boca da mangueirinha até ela ficar cheia de água. A seguir, coloque a boca da mangueira dentro de um recipiente que deve estar acomodado em um nível mais baixo que o frasco florentino. Deixe o líquido escoar até só restar a essência no frasco.

Se a essência estiver com um cheiro esquisito, por causa do contato com o vidro aquecido, alguns instantes em contato com o ar irão resolver isso. Depois despeje a essência em um frasco de vidro escuro com tampa firme. Para que a essência não se estrague com o tempo, cubra-a com uma camada de glicerina para isolá-la do ar (que com o tempo provoca alterações químicas nas essências). Outra possibilidade é derramar cera derretida (de vela) para formar uma "rolha" encostada diretamente na essência. Na hora de usar, quebre a cera e retire-a; para guardar o frasco, pingue cera novamente. Guarde os frascos com essências em lugar escuro e fresco.

Infusão

É um modo de extração de essências que só serve para uso imediato, pois seu produto final se deteriora rapidamente. Mesmo guardada na geladeira, a infusão fermenta em poucos dias.

O material necessário é o seguinte:
– 100g de erva fresca ou 10 a 20 g de erva seca;
– Um litro de água;
– Panela esmaltada;
– Faca, almofariz, colher, coador;
– Frasco para o produto final.

Se a matéria-prima for uma folha fina ou flor, ferva a água, coloque a erva, desligue imediatamente o fogo, tampe a panela e deixe repousar por uns 20 a 30 minutos antes de usar.

Se a matéria-prima for uma raiz, casca, semente ou folha dura, pique-a ou amasse no almofariz. Coloque na panela com água fria e deixe ferver em fogo brando por alguns minutos com a panela tampada. Desligue o fogo e deixe repousar por mais 20 minutos.

Coe a infusão para um recipiente limpo e utilize. Se não for usar imediatamente, guarde na geladeira.

Compostos Derivados dos Produtos Básicos

Água Aromática

É o resíduo da destilação. É uma boa base para cosméticos e perfumes, e também pode ter os mesmos usos das fórmulas em que a essência é diluída em água. A água de rosas comprada em farmácias é uma água aromática.

Pomada Aromática

Quando a essência é extraída da gordura em que foi macerada, essa gordura conserva um resíduo aromático. Essa pomada aromática é empregada em perfumaria; antigamente, era o produto usado para fixar e perfumar os cabelos.

Preparados Aromaterápicos

❀ ❀ ❀

Nunca utilize uma essência pura, pois as essências em estado concentrado são tóxicas. Tanto para uso interno quanto para o externo, as essências devem estar diluídas em algum tipo de material, de modo que a dose absorvida pelo organismo seja bem pequena. Por isso é importante, que você NÃO faça seus preparados em doses mais concentradas que as indicadas adiante, pensando que uma dose maior fará mais efeito; pelo contrário, uma dose maior poderá ser prejudicial. As dosagens indicadas são consagradas pela experiência clínica de muitos séculos de terapêutica magistral.

O material necessário é o seguinte:
– Produtos básicos (essências, tinturas, águas aromáticas etc.);
– Cera de abelha ou de carnaúba (comprada em lojas de tintas);
– Sabão de coco ou glicerina;
– Tintura de benjoim para fixar os aromas (não use fixadores de perfumaria, pois são produtos sintéticos inadequados para o uso farmacêutico);
– Óleo de amêndoas;
– Amido de milho ou polvilho;
– Vinagre;
– Potes, espátulas, medidores, panelas e todo o restante do equipamento básico já descrito.

Água para Banho

O banho é ideal para tratar peles muito frágeis, que não agüentariam a fricção necessária para fazer uma massagem ou limpar uma pomada. A água para o banho pode ser preparada de três formas diferentes.

Infusão

É muito comum o preparo de banhos de ervas pela infusão dos produtos frescos na água, cujo modo de preparo já foi descrito. Muitos banhos de limpeza e proteção, usados em rituais de diversas religiões, além de banhos com finalidades terapêuticas, são preparados dessa forma. Alguns são preparados a quente, com a água fervente ou pelo cozimento das ervas; outros são preparados a frio, com as ervas esmigalhadas e deixadas de molho na água fria.

Água Aromática

A água que sobrou da destilação das essências, já descrita anteriormente, é adequada para banhos;

Diluição

Este tipo de banho utiliza a tintura ou a essência pura. A fómula para um banho parcial (para banhar uma parte do corpo apenas) é a seguinte:
- Um litro de água na temperatura desejada;
- 05 a 10 gotas da essência ou 2 a 5 ml de tintura.

Misture bem e empregue. Se quiser preparar um banho de imersão total, na banheira, aumente a quantidade de essência ou tintura de acordo com a quantidade de água utilizada. Por exemplo, para um banho com 50 litros de água, multiplique as quantidades acima por 50: use 250 a 500 gotas (12 a 25 ml) da essência ou 100 a 250 ml da tintura.

Bochecho ou Gargarejo

Esses produtos devem ser preparados na hora de usar. Sua fórmula geral é a seguinte:
- Um copo de água filtrada, fria ou morna;
- 2 ml de tintura ou 1 gota de essência.

Misture e empregue. O bochecho ou gargarejo pode levar uma pitada de sal ou gotas de vinagre, que ajudam a matar microorganismos e a aliviar a dor de garganta.

Produtos para Instilação

Esses produtos destinam-se a ser aplicados nos olhos, nariz e ouvidos. Como essas são áreas muito sensíveis do corpo, esses produtos devem ser preparados com uma higiene extrema e somente devem ser utilizados com a aprovação de um médico. Sua fórmula geral é a seguinte:
- 30 ml de água destilada;
- Uma gota de essência ou 1 a 2 ml de tintura.

Misture bem e guarde-a num vidrinho conta-gotas esterilizado. Use rapidamente, pois este produto não se conserva por muito tempo.

Compressas

São aplicadas sobre a pele. Sua fórmula geral é a seguinte:
- 100 ml de água filtrada, fria ou morna;
- 10 gotas de essência ou 5 ml de tintura.

Prepare na hora de usar e empregue como será explicado mais adiante.

Cremes

São produtos que, quando aplicados sobre a pele, formam uma camada que permanece por algum tempo, não se evaporando como os líquidos.

Creme Básico

Este creme pode ser usado para limpar a pele ou como base para o preparo de cremes hidratantes, nutritivos etc. Neste caso, escolha as essências adequadas para obter os efeitos desejados.

Sua fórmula geral é a seguinte:
- 190 ml de óleo de amêndoas;
- 50 g de cera de abelha ou carnaúba;
- 50 ml de água aromática;
- 10 ml de tintura de benjoim;
- 1 g de bórax.

Derreta a cera em banho-maria. Junte os outros ingredientes, misture bem e guarde em um pote esterilizado.

Cremes Medicinais

Levam essências destinadas a produzirem efeitos específicos. Sua fórmula geral é a seguinte:
- 150 g de creme básico (meia porção da receita anterior);
- 15 ml da tintura ou 20 a 30 gotas da essência adequada, escolhida de acordo com as indicações terapêuticas relacionadas mais adiante.

Amorne o creme em banho-maria para amolecer. Junte a essência e misture bem. Guarde em um pote esterilizado.

Emulsões

As emulsões são compostos que combinam água e óleo em proporções diferentes. São muito usadas para cuidados cosméticos. Podem ser de dois tipos: oleosas e aquosas.

Emulsão Oleosa

Também chamada de creme evanescente, é muito usada para nutrir e tonificar a pele.
Sua fórmula geral é a seguinte:
- 6 partes de óleo aromático;
- 3 partes de água aromática;
- 1,5 parte de cera virgem.

Derreta a cera em banho-maria. Junte o óleo e a água. Bata por 30 minutos, enquanto esfria. Guarde em um frasco esterilizado.

Emulsão Aquosa

Também chamada de leite, é ótima para tratar grandes áreas do corpo porque se espalha com facilidade, não engordura e não seca muito rapidamente.
Sua fórmula geral é a seguinte:
- 5 partes de água aromática;
- 2 partes de óleo aromático.

Misture bem e guarde em frasco esterilizado.

Inalações

São preparados que permitem à pessoa aspirar a essência. Podem ser feitos de dois modos diferentes, de acordo com o efeito desejado.

Inalação Úmida

Este é o tipo mais indicado quando as vias respiratórias estão irritadas e ressecadas. É útil inclusive para aliviar a irritação resultante de um dia passado em local poluído, prevenindo assim problemas respiratórios futuros.
Sua fórmula geral é a seguinte:
- Uma xícara de água;
- 10 gotas de essência ou 5 ml de tintura.

Ferva a água. Junte a essência ou tintura e utilize imediatamente.

Inalação Seca

É mais útil quando a finalidade é especificamente absorver a essência, sem a necessidade de umedecer as vias respiratórias.
Sua fórmula geral é a seguinte:
- 20 gotas de essência ou 5 ml de tintura;
- Um lenço ou guardanapo de papel ou de pano.

Aplique a essência no lenço e aspire o aroma.

Loções

São os melhores produtos para peles frágeis e lesadas, onde uma pomada dificultaria a higiene e aumentaria a lesão. Pode ser de dois tipos: oleosa e aquosa.

Loção Oleosa

Tem ação umectante, ou seja, conserva a umidade da pele.
Sua fórmula geral é a seguinte:
- 20 partes de água aromática;
- 8 partes de tintura;
- 2 partes de óleo aromático.

Misture bem e guarde em frasco esterilizado.

Loção Aquosa

É o produto de ação mais superficial: sua penetração na pele é mínima e fugaz, pois se evapora rapidamente.
Sua fórmula geral é a seguinte:
- 4 partes de água aromática;
- 1 parte de tintura.

Misture bem e guarde em frasco esterilizado.

Máscaras (*Emplastros*)

Embora as máscaras atualmente sejam mais utilizadas como parte de tratamentos de beleza, o modo de preparar emplastros medicinais é o mesmo. Para preparar uma máscara cosmética ou terapêutica, escolha as essências que façam o efeito que sua pele ou segmento do corpo precisa no momento, de acordo com as indicações terapêuticas. Este produto pode ser usado em qualquer parte do corpo, e não apenas no rosto.

A fórmula geral para uma máscara é a seguinte:
- 2 colheres de sopa de amido de milho, polvilho ou fécula;
- 4 colheres de sopa de água aromática;
- 1 colher de café de óleo de amêndoas.

Dissolva o amido na água. Junte o óleo e misture bem para fazer uma pasta homogênea. Empregue imediatamente.

Óleo para Massagem

Nunca prepare uma porção muito grande de óleo de massagem, pois esse produto fica rançoso depois de pouco tempo e a essência perde o valor, seja qual for a técnica de preparação. Prepare no máximo a quantidade que será usada em poucos dias e guarde a sobra cuidadosamente, de preferência na geladeira. O óleo pode ser preparado por maceração ou diluição.

Macerado

É o preparado já descrito anteriormente, em que a erva é macerada no óleo. Somente prepare este tipo de óleo se você for usá-lo freqüentemente em você mesmo ou em outras pessoas; ele se conserva por muito menos tempo que uma tintura ou uma essência pura.

Diluição

Esta técnica consiste em misturar ao óleo a quantidade adequada de essência ou tintura. Sua vantagem é que você pode ter um estoque da essência numa forma em que ela se conserve por muito tempo, utilizando-a para preparar, na hora de usar, apenas a quantidade de óleo necessária no momento.

A fórmula geral para uma massagem no corpo todo é a seguinte:
– 30 ml de óleo vegetal de sua preferência;
– 15 a 30 gotas de essência ou 5 a 10 ml de tintura.
Misture bem e empregue.

Se precisar trabalhar com uma combinação de essências, divida o número total de gotas ou mililitros pelo número de essências usadas. Por exemplo, se usar três essências, ponha 5 a 10 gotas (ou 2 a 3,5 ml) de cada essência ou tintura.

Se quiser preparar de uma só vez uma quantidade de óleo para várias massagens, multiplique pelo número desejado as medidas

da receita básica. Por exemplo, para duas massagens use 60 ml de óleo e 30 a 60 gotas (10 a 20 ml) de essência ou tintura.
Mais adiante, você encontrará a descrição do procedimento da massagem básica da aromaterapia.

Poções

São os compostos para uso por via oral. Podem ser preparadas de duas maneiras: por infusão ou diluição.

Chá (Infusão)

O chá das ervas é o modo mais comum de uso das ervas aromáticas para fins terapêuticos. A técnica de preparo foi descrita anteriormente.
Se quiser, você pode fazer uma poção para um ou dois dias, empregando um a dois litros de água e a quantidade proporcional de ervas. Neste caso, deixe-a guardada na geladeira para não fermentar.
A fórmula geral para uma dose de chá é a seguinte:
– 1 xícara de água filtrada;
– 1 colher de sopa da erva fresca picada ou uma colher de chá da erva seca.
Prepare conforme o modo indicado anteriormente e empregue.

Elixir (Diluição)

Usa a essência pura ou a tintura e é preparada na hora de usar.
A fórmula geral para uma dose para adultos é a seguinte:
– 1 xícara de água, suco de fruta, chá etc;
– 1 gota de essência ou 5 ml de tintura.
Misture e empregue. Se precisar usar uma mistura de várias essências e estiver empregando a essência pura, você tem duas alternativas para dividir a quantidade empregada: ou você compra numa loja especializada um conta-gotas para microgotas, ou (o que é mais simples) prepara uma quantidade para várias doses e guarda a sobra na geladeira.

No primeiro caso, considerando que uma gota comum equivale a três microgotas, você vai dividir a quantidade de essência a ser usada para preparar uma dose do seguinte modo: se você empregar duas ou três essências, pingue uma microgota de cada uma em uma xícara de líquido.

No segundo caso, você prepara de uma vez várias doses: se for usar duas essências, pingue uma gota de cada em duas xícaras do líquido e tome metade de cada vez; se for usar três essências, pingue uma gota de cada em três xícaras de líquido e divida em três doses ao longo do dia.

Se você usar uma tintura e, por algum motivo, não quiser que a poção fique com resíduos de álcool, misture a tintura com chá ou café bem quente; depois de alguns instantes, o álcool terá evaporado e só restará a essência.

Sabões Medicinais

Existem no comércio sabões medicinais de boa qualidade, mas nem sempre encontramos um preparado com a essência específica de que precisamos no momento. Um sabão medicinal sólido ou líquido pode ser facilmente preparado em casa, utilizando como base o sabão de coco (que é um ótimo antisséptico e não leva corantes nem perfumes) ou de glicerina (ideal se for usá-lo em pele ou cabelo muito secos).

Sabonete Sólido

O material necessário é o seguinte:
- 500 g (uma barra) de sabão de coco ou glicerina;
- 10 ml de tintura bem concentrada;
- Água pura;
- Faca, colher;
- Panela de banho-maria;
- Tabuleiro, tubo plástico ou forminhas plásticas;
- Vaselina.

Pique o sabão e derreta em banho-maria, juntando um pouquinho de água. Deixe esfriar. Quando estiver morno, junte a tintura, misture bem e coloque em forminhas untadas com a vaselina, ou despeje no tabuleiro ou no tubo, também untados. Deixe por alguns dias, para secar e solidificar totalmente. Se tiver colocado no tabuleiro ou no tubo, retire e corte em pedaços.

Xampu (Sabonete Líquido)

Sua fórmula geral é a seguinte:
- 100 g (um pedaço) de sabão;
- 2 xícaras de água aromática;
- 60 ml de óleo de amêndoas (opcional).

Pique o sabão e derreta-o em banho-maria, juntando um pouquinho de água. Deixe amornar e junte a água aromática. Se for usar em pele ou cabelos muito secos, acrescente o óleo de amêndoas. Guarde em frasco esterilizado.

Leite de Limpeza

Este produto pode ser melhor que um creme para a pele, pois já contém o sabão, juntando as funções de limpar e aplicar a essência.

Sua fórmula geral é a seguinte:
- 2 colheres de sopa de sabão picado;
- 100 ml de óleo aromático;
- 250 ml de água aromática.

Derreta o sabão em banho-maria com um pouquinho de água. Deixe amornar e junte o óleo e a água. Misture bem. Guarde em frasco esterilizado.

Ungüento (*Pomada*)

É o produto de maior penetração na pele e, por isso, de maior efeito terapêutico.

Sua fórmula geral é a seguinte:
- 3 partes de óleo aromático bem concentrado;
- 1 parte de cera de abelha.

Dissolva a cera em banho-maria. Junte o óleo e misture bem. Guarde num potinho esterilizado com tampa bem firme.

Vinagre Aromático

O vinagre aromático pode ser empregado como loção tônica, pois combina a ação tonificante do vinagre com os efeitos medicinais das essências. Pode ser preparado por diluição ou maceração.

Diluição

Sua fórmula geral é a seguinte:
- 1 litro de vinagre de boa qualidade (de vinho ou maçã);
- 150 ml de tintura.

Misture e guarde em frasco esterilizado.

Maceração

Sua fórmula geral é a seguinte:
- 1 litro de vinagre;
- 200 g da erva limpa e picada ou amassada.

Misture e guarde por duas semanas. Filtre e guarde em frasco esterilizado.

Modos de Usar os Compostos Aromaterápicos

❀ ❀ ❀

Banhos

Um banho terapêutico pode ser tomado com diferentes finalidades. Dependendo do objetivo, a água deve ter uma temperatura diferente, as essências empregadas serão diversas e o próprio modo de tomar o banho pode variar.

Imersão Total

O banho de imersão é aquele em que você mergulha o corpo (ou parte dele) em um recipiente cheio com a água.

Se a finalidade do banho for o relaxamento geral, a melhor opção é um banho de imersão total em uma banheira cheia, com água morna e algumas essências calmantes.

Um banho de imersão relaxante e repousante pode ser tomado por uns quinze a vinte minutos; aproveite esses momentos para sentir como está seu corpo, relaxar os músculos, respirar profundamente e acalmar os pensamentos. Você sairá desse banho completamente renovado e livre das tensões acumuladas no dia-a-dia.

Imersão Parcial

Se você precisa tratar um problema localizado numa parte do corpo (braço, perna), faça um banho de imersão parcial, com água morna ou quente (para favorecer a absorção do medicamento) e essências adequadas ao caso. A imersão parcial utiliza uma bacia de tamanho adequado à necessidade (para banhar a mão ou o pé, você precisa de um recipiente menor do que o necessário para banhar o braço ou a perna, ou ainda para um banho de assento, muito usado antigamente para tratar problemas do baixo ventre).

O banho de imersão parcial serve para auxiliar o tratamento de uma inflamação, de uma ulceração na pele, de uma crise de reumatismo, para melhorar a circulação e aliviar dores. Dependendo da necessidade, pode ser aplicado duas a três vezes ao dia.

Aspersão

Se a necessidade for de um banho estimulante, é melhor fazer uma aspersão de água fria com essências tonificantes.

O banho de aspersão é aquele em que a água é derramada ou aspergida (borrifada) sobre o corpo todo ou parte dele. O banho de chuveiro ou ducha é um banho de aspersão; mas neste caso não é possível adicionar essências à água que vem de um reservatório geral. Um utensílio simples que pode facilitar a aplicação de banhos de aspersão com água misturada a essências é o frasco para borrifar água em plantas, encontrado em lojas de jardinagem.

Um banho de aspersão muito usado é o banho de limpeza e proteção adotado por algumas religiões. O material usado é uma infusão de ervas adequadas ao efeito que se quer obter. Após tomar um banho comum, a infusão, já fria, é despejada sobre o corpo, geralmente apenas do pescoço para baixo. Após tomar este tipo de banho, seja para fins religiosos, seja para fins terapêuticos, a pessoa não deve se enxugar com a toalha; a água deve secar sozinha, para que as essências continuem agindo na pele.

Na medicina convencional, o banho de aspersão parcial é muito utilizado para o tratamento de problemas de pele. Neste caso, a pessoa deve apoiar a parte do corpo a ser tratada sobre um recipiente (bandeja ou bacia) que irá recolher o excesso do líquido. Durante um período de quinze a trinta minutos a solução do medicamento é aspergida várias vezes sobre a região a ser tratada.

Uso do Sabão Medicinal

O banho com sabões medicinais difere do banho comum em um aspecto: ao usar o sabão medicinal, a pessoa deve massagear a pele com ele por algum tempo a fim de que as essências sejam melhor absorvidas. Pode-se inclusive deixar a espuma secar sobre a pele e esperar alguns minutos antes de enxaguar.

Colírios e Instilações (*Nariz, Ouvidos*)

Estes medicamentos devem ser usados com muito cuidado. Você pode preparar em casa compostos simples para limpar e descongestionar olhos, nariz e ouvidos; muitas vezes, os remédios comprados na farmácia são caríssimos e não passam, em última análise, de água com sal (como é o caso de certos colírios qualificados pomposamente de substitutos da lágrima). Entretanto, como estas partes do corpo são muito sensíveis e uma lesão pode ter conseqüências graves, alguns cuidados são imprescindíveis.

Sempre utilize frescos esterilizados e nunca prepare grandes quantidades, pois as soluções aquosas (as únicas empregadas) deterioram-se rapidamente.

Use sempre concentrações pequenas das substâncias. Se você pingar no olho ou no nariz uma solução concentrada de tintura, o álcool poderá causar uma grande irritação e até mesmo uma queimadura. O mesmo cuidado é válido para o uso das essências, que podem ser irritantes.

A aplicação de colírios e instilações com finalidade higiênica pode ser feita uma só vez ao dia, à noite; se for feita com fins terapêuticos, deve ser repetida três a quatro vezes ao dia.

Cuidados Com os Olhos

Consulte sempre seu médico antes de usar qualquer produto nos olhos, especialmente se você sofrer de alguma doença que dificulte a cicatrização de lesões, como é o caso do diabetes. Lembre-se de que os olhos são extremamente sensíveis.

Também consulte o médico sempre que apresentar algum problema nos olhos, como dor, coceira, vermelhidão ou lacrimejamento. Estes podem ser sinais de infecções, distúrbios da visão e até de doenças muito graves, como o glaucoma, que exigirão tratamento especializado. Se desejar usar suas medicações caseiras para complementar o tratamento, pergunte sempre ao médico se pode fazer isso sem agravar o problema.

De modo geral, somente use nos olhos uma solução levemente antisséptica e descongestionante, para auxiliar a sua recuperação após um dia de exposição à poluição do ar e aos esforços visuais.

Cuidados com os Ouvidos

Nunca pingue remédios no ouvido sem saber se seus tímpanos estão em boas condições. Se você já teve uma infecção no ouvido, vá a um especialista para saber se seu tímpano foi perfurado. Se isto tiver ocorrido, você não deverá deixar entrar líquidos nos ouvidos, mas poderá usar um algodão levemente umedecido com o medicamento.

Como Tratar Sinusites

Se você precisar cuidar de uma sinusite, há uma técnica especial para pingar o remédio no nariz pois, pelo modo como isso é feito normalmente, o medicamento escorre para a garganta. Para levar o remédio à área atacada pela sinusite, incline a cabeça para um lado, aproximando a orelha do ombro. Feche a narina que está voltada para cima com o polegar; pingue o remédio na outra narina e feche-a com o dedo indicador. Mantendo o nariz bem fechado com os dedos em pinça, expire com força, empurrando o ar para as narinas; mantenha a boca fechada. A pressão do ar fará o remédio se espalhar pela área inflamada. A seguir, incline a cabeça para o outro lado e aplique o remédio na outra narina.

Bochechos e Gargarejos

A diferença entre estes dois procedimentos está na região da boca a que as essências são levadas. O bochecho distribui o remédio na área das gengivas, bochechas, céu-da-boca e língua; já o gargarejo atinge a região das amígdalas e o início da faringe. Por isso, quando você tiver um problema na garganta, não adianta fazer um bochecho ou uma imitação de gargarejo, deixando a água apenas na parte anterior da boca. O gargarejo deve ser feito com calma, virando bem a cabeça para trás e sentindo a água chegar no fundo da garganta, mas sem engolir e prendendo a respiração para não aspirá-la. Vá soltando o ar (fazendo RRRR...) para movimentar a água, mas deixe-a sempre molhar o fundo da garganta. Quando precisar respirar, cuspa a água; a seguir, ponha outro gole na boca e repita tudo até acabar toda a água que está no copo. De acordo com a necessidade, você pode fazer bochechos ou gargarejos várias vezes ao dia, mas evite gargarejar perto das refeições. Se você tiver acabado de comer, poderá sentir ânsia de vômito com o estímulo da garganta; se logo depois de bochechar ou gargarejar você for comer, o medicamento será "lavado" pelos alimentos.

Compressas

O material necessário para a aplicação de uma compressa é uma toalha ou um retalho de tecido macio (pedaços de lençóis velhos são ótimos), bem limpo e de tamanho adequado à área a ser tratada. Essa área pode ser tão pequena como uma lesão em um dedo ou tão grande como a superfície do tronco. A compressa é um bom método para manter o medicamento em contato com a pele, quando existe algum tipo de lesão em que a fricção necessária ao emprego de pomadas seria prejudicial.

A compressa pode ser fria ou morna. O pano deve ser molhado no medicamento, mas não deve ficar encharcado, o que seria desconfortável para o paciente. Se for conveniente, dobre o pano algumas vezes para fazer uma compressa mais

grossa. Aplique-a sobre o local e deixe-a por alguns minutos ou mesmo algumas horas. Dependendo da posição e da possibilidade da pessoa se movimentar com a compressa, ela pode ser fixada com esparadrapo ou ataduras, mas sem abafá-la completamente.
A compressa pode ser aplicada de uma a três vezes ao dia.

Cremes, Emulsões, Loções e Máscaras

Todos esses produtos, apesar das diferenças entre eles, têm modo semelhante de utilização. As diferenças básicas são as seguintes: os cremes são muito gordurosos, sendo apropriados para peles ressecadas; por outro lado, a limpeza de um creme exige fricção, o que pode prejudicar uma pele sensível. As emulsões e loções são menos gordurosas e mais fáceis de limpar com uma lavagem simples; por isso, são mais adequadas para peles oleosas e frágeis. As máscaras ou emplastros formam uma camada espessa sobre a pele; conseqüentemente, é impossível você passar no rosto uma máscara e ir para o trabalho, como pode fazer com um creme ou uma loção. Além disso, a máscara é tão difícil de limpar como o creme; assim, não pode ser usada sobre lesões abertas e peles muito frágeis. Por outro lado, é útil quando se deseja formar uma camada protetora sobre a pele.
O princípio básico de utilização desses produtos é passá-los na pele, deixá-los pelo tempo necessário e retirá-los lavando o local. O creme e a emulsão devem ser aplicados com uma massagem que ajude o produto a penetrar na pele. A loção é aplicada com algodão molhado e a máscara é espalhada de modo a formar uma camada fina.
Um creme ou emulsão de limpeza, assim como a máscara, deve ser deixado sobre a pele por dez a vinte minutos, sendo retirado a seguir. Se o produto for oleoso, a limpeza exigirá o uso de um sabonete ou uma loção alcoólica; se contiver pouca gordura, poderá ser retirado com água pura ou uma loção aquosa.
Para produzir uma descamação suave, auxiliando a eliminação das células mortas da pele, a máscara de limpeza, depois de

totalmente seca, pode ser retirada por fricção, em vez de ser lavada. A seguir, para reduzir a irritação da pele, passe uma loção calmante e antisséptica.

Já o emplastro, ou seja, a máscara medicinal aplicada sobre uma área enferma, deve ser retirado com a lavagem delicada da região.

Um creme ou loção protetora pode ser passado no início do dia, sendo retirado somente à noite. Este tipo de produto é útil para pessoas que se expõem a atmosferas poluídas, sol forte ou ventos intensos.

Já os produtos de limpeza devem ser usados no final do dia, preparando a pele para o repouso. Este tipo de cuidado não precisa ser restrito somente ao rosto; mesmo que você não tenha tempo todos os dias para isso, tente tirar um período, pelo menos uma vez na semana, para fazer uma limpeza mais cuidadosa da pele do corpo todo.

Os produtos medicinais, conforme a necessidade, podem ser usados até quatro vezes ao dia.

Inalação

Há duas formas possíveis de aplicar uma inalação. A técnica comum é apropriada para qualquer pessoa que possa se movimentar livremente; a outra é mais adequada a crianças pequenas e doentes presos ao leito ou com dificuldades de movimentação.

Dependendo da necessidade, a inalação pode ser feita até quatro vezes ao dia ou mais. Uma pessoa com muita secreção presa nos pulmões será grandemente beneficiada por algumas inalações diárias, que auxiliarão as outras medidas terapêuticas.

Uso do Inalador

A técnica comum de inalação é muito simples. Existem inaladores que podem ser comprados em farmácia; mas, se você não os encontrar, pode substituí-los por um equipamento caseiro.

Coloque sobre a mesa a própria panela em que a água foi fervida, se você tiver uma panela especial para o uso com essências; se não tiver, coloque a água fervente numa tigela reservada para esse uso (pois as essências costumam impregnar os recipientes onde ficam) e pingue a essência pura ou tintura. Sente-se junto à mesa e aspire o vapor aromático que sai do recipiente. Se você quiser aproveitar melhor o vapor, faça um cone de cartolina cuja abertura maior se encaixe na boca do recipiente e cuja boca menor tenha o tamanho adequado para você ajustar a ela o nariz. Inspire o ar cheio de vapor pela abertura do cone e expire ao ar livre. Repita até a água não produzir mais vapor.

Banho de Vapor

A outra técnica é parecida com o banho de vapor ou sauna úmida. Com um lençol, dê um jeito de armar uma tenda em volta da cama ou cadeira onde está o doente. Coloque a tigela com a água aromática dentro da tenda, num local em que a pessoa não possa esbarrar nela; este cuidado é particularmente importante no caso de crianças pequenas, animais ou doentes semi-inconscientes. Deixe o vapor agir por meia hora, vigiando sempre para evitar qualquer acidente.

Se você quiser impregnar a atmosfera de um cômodo com um vapor aromático, não precisa comprar um umidificador de ambiente caríssimo. Num local protegido de esbarrões e outros acidentes, e principalmente afastado de instalações elétricas e produtos inflamáveis, coloque a panela de água para ferver sobre um fogareiro, que pode ser simplesmente uma vela acesa; para prevenir acidentes, coloque o conjunto dentro de um tabuleiro de metal. Pingue a essência ou tintura na água e deixe o vapor se espalhar pelo ambiente, vigiando para não deixar que a panela seque. Deixe pelo tempo que quiser.

Inalação Seca

A mais simples de todas as técnicas de inalação é a seca, em que você apenas molha um lenço de pano ou papel com a essência ou tintura e fica aspirando o aroma. Neste caso, você só vai absorver a essência, sem o efeito umidificante do vapor. Em compensação, você pode usar esta técnica em qualquer lugar, sem depender de equipamento especial.

A inalação seca não é indicada para pessoas que precisam expulsar secreção pulmonar, pois estas necessitam da umidade do vapor para amolecê-la.

Ingestão

As técnicas de preparo das poções para ingestão já foram descritas. Um detalhe que pode tornar-se importante, dependendo da pessoa que tomará o remédio, é o seu sabor. Em geral, as infusões (chás) são tomadas com um pouco de açúcar ou mel. Já as essências ou tinturas (usadas no preparo dos elixires), que podem ter um gosto desagradável, são muitas vezes tomadas com um suco de frutas ou um chá que as torna mais toleráveis.

Como tudo que é ingerido precisa submeter-se aos ritmos de absorção do aparelho digestivo, as poções são mais eficazes quando tomadas em doses fracionadas ao longo do dia do que quando tomadas em grande dose de uma só vez. Geralmente, as poções são tomadas três a quatro vezes ao dia, mas às vezes podem ser tomadas a intervalos menores, utilizando-se de cada vez uma fração da dose-padrão.

A dose-padrão das poções é a quantidade adequada para um adulto ingerir a cada vez que toma o remédio. No caso da infusão (chá), a dosagem por tomada é de meia a uma xícara de chá; no caso da tintura, é de 10 a 20 gotas em um pouco de água; no caso da essência pura, é de uma gota em um pouco de água.

Crianças pequenas e pessoas idosas não devem tomar essa dose-padrão, que pode ser forte demais para seu organismo. A tabela apresentada a seguir mostra como calcular a dose ideal para cada faixa de idade. Para facilitar, você pode preparar uma dose-padrão e usar de cada vez apenas a fração indicada, guardando o restante na geladeira.

Fracionamento da dose-padrão de poções segundo a idade do paciente

Faixa de idade	Fração	Medida	Medidas caseiras aproximadas
0 a 3 meses	1/64	3 ml	1 colher de café
3 a 6 meses	1/32	7,5 ml	1/2 colher de sopa
6 a 12 meses	1/16	15 ml	1 colher de sopa
1 a 2 anos	1/8	30 ml	2 colheres de sopa
2 a 3 anos	1/6	40ml	1/4 de xícara de chá
3 a 7 anos	1/3	85 ml	1/3 de xícara de chá
7 a 14 anos	1/2	125 ml	2/3 de xícara de chá
14 a 20 anos	2/3	165 ml	3/4 de xícara de chá
20 a 60 anos	1	250 ml	1 1/4 de xícara de chá (1 copo grande)
60 a 70 anos	2/3	165 ml	3/4 de xícara de chá
70 a 80 anos	1/2	125 ml	2/3 de xícara de chá
80 a 90 anos	1/3	85 ml	1/3 de xícara de chá
90 a 100 anos	1/6	40ml	1/4 de xícara de chá

Massagem

A massagem com óleos aromáticos, pomadas ou cremes é a técnica mais conhecida da aromaterapia. Pela massagem, a essência é absorvida diretamente pela pele e chega imediatamente à corrente sangüínea através da circulação subcutânea; isso torna este método mais eficiente que o uso por via oral, no qual as essências precisam atravessar a barreira do aparelho digestivo. Sob esse ponto de vista, a massagem bem feita está mais próxima da eficácia da injeção, sem apresentar seus aspectos desagradáveis. Esta observação vem recuperar a credibilidade da vovó, cuja massagem de azeite doce com alho, feita na barriga para aliviar cólicas, foi por tanto tempo considerada crendice tola. Entretanto, para fazer este efeito, a massagem precisa seguir certos procedimentos básicos. Em primeiro lugar, como já foi visto, é necessário usar um tipo de gordura que realmente penetre na pele.

Em segundo, não basta espalhar rapidamente o produto sobre a pele; é preciso fazer uma massagem cuidadosa, para que o produto seja realmente absorvido.

Manobras

A massagem da aromaterapia não tem as mesmas finalidades que as massagens fisioterápicas; seu objetivo é basicamente espalhar o medicamento pela superfície do corpo, ao mesmo tempo em que ajuda a pessoa a tornar-se mais receptiva aos efeitos das essências. Por isso, esta massagem emprega exclusivamente manobras relaxantes, que são as seguintes:

Deslizamento:
Consiste em passar uma ou as duas mãos abertas, repetidas vezes, ao longo da área a ser massageada. O movimento pode ser feito em linha reta, em zigue-zague ou em círculos; pode ser suave (com pouca pressão, usado para o primeiro contato com a pele) ou profundo (com maior pressão, mas sem provocar dor).

Compressão:
É uma pressão mais forte, que visa a massagear mais profundamente, atingindo as tensões musculares. Pode ser feita por amassamento (em que você segura o músculo e o comprime levemente) ou por fricção (em que você faz uma pressão forte em círculos com um dedo ou a mão toda).

Na massagem simples de relaxamento (o único tipo que pode ser executado por um leigo sem formação especializada), não é necessário preocupar-se com as manobras específicas a serem executadas em cada ponto do corpo. Seguindo algumas normas simples, qualquer um poderá realizar uma boa massagem calmante e revigorante em si mesmo ou em outra pessoa.

Preste sempre atenção ao que está fazendo. Sinta a temperatura da pele, a rigidez ou flacidez dos músculos, as reações de dor, cócegas etc. A partir dessa percepção, vá fazendo as manobras que sentir que cada parte do corpo precisa.

Comece sempre com uma manobra suave, apenas fazendo contato com a pele. Vá aos poucos aumentando a pressão, mas não chegue ao ponto de causar dor; também evite manobras (como usar as pontas dos dedos, especialmente a borda das unhas) se a pessoa sentir cócegas. Compressões violentas e cócegas intensas fazem os músculos se enrijecerem em vez de se relaxarem.

Nunca faça pressões fortes sobre as articulações. Somente quem conhece em detalhes a anatomia e o funcionamento de uma articulação, pode massageá-la sem correr o risco de provocar lesões graves. Se este não for o seu caso, faça apenas deslizamentos muito suaves nessas regiões.

Evite massagear locais em que a pele esteja lesada. Em locais inflamados mas com a pele íntegra, faça apenas o deslizamento mais suave que puder.

Não se preocupe em decorar seqüências de massagem de livros. Trabalhe na seqüência que preferir e que julgar mais adequada para o momento. Alguns autores recomendam começar pelas costas, de cima para baixo, e depois fazer a frente, de baixo para cima; outros mandam fazer as costas de baixo para cima e a seguir a frente de cima para baixo; outros ainda sugerem começar pela frente, de cima para baixo, e terminar pelas costas, de baixo para cima; outros mais dizem que se comece pela frente, de baixo para cima, terminando pelas costas, de cima para baixo.

Cada autor apresenta suas justificativas, mas nenhum consegue provar que sua seqüência é melhor que as outras. O uso de uma ou outra está mais ligado a uma teoria de circulação de energia que se pretende estimular ou reorientar em dado momento, do que a um efeito fisiológico geral. Minha opinião a respeito é que começar pela cabeça e terminar pelos pés pode ser mais confortável para o paciente, pois ao massagear a face, suas mãos estarão menos suadas e mais limpas. Penso também que é melhor começar pelas costas porque, ao terminar a massagem, o paciente já estará na melhor posição para fazer um período de repouso.

Você não precisa fazer sempre a massagem geral. Se apenas uma parte do corpo precisar de tratamento, aplique somente a massagem neste segmento. Mas a massagem geral pode ser um presente valioso para você mesmo, para um parente ou amigo que precisa se revigorar, ou para uma criança que custa a relaxar na hora de dormir.

Material

Para uma massagem de corpo inteiro, você precisará de aproximadamente 30 mililitros de óleo aromático, cujo preparo já foi descrito. Se não desejar utilizar um produto gorduroso, use a mesma quantidade de loção.

Divida a massagem em segmentos: couro cabeludo, face, peito, braço, barriga, perna etc. Para fazer a massagem em cada segmento, derrame um pouquinho de óleo ou loção nas mãos, espalhe nas duas palmas e então massageie.

Técnica

Aqui você encontrará apenas uma sugestão de como massagear cada segmento do corpo. Faça a massagem na seqüência que preferir e crie as manobras que desejar. Quanto mais experiência você adquirir, mais se sentirá livre para criar conforme a necessidade do momento.

Preparação:
Acomode o paciente na cama ou colchonete, deitado de bruços (se for começar pelas costas). Arrume a posição de seus braços, pernas e cabeça, para que ele se sinta confortável.

Costas:
Deslize várias vezes as mãos ao longo das costas, uma de cada lado da coluna; usando toda a palma da mão, suba do quadril até a nuca com as mãos bem junto da coluna e volte dos ombros até o quadril, pelas laterais do corpo.
Conforme sinta necessidade, faça fricções na musculatura da nuca, dos ombros, das escápulas e da região dos quadris.

Pernas (parte posterior):
Massageie uma perna inteira de cada vez.
Deslize as mãos ao longo da perna, vindo sempre da extremidade para o centro do corpo, para ajudar a circulação. Massageie primeiro o trecho entre o tornozelo e o joelho, depois, do joelho até o quadril. Não faça pressão sobre as articulações.

Conforme sinta necessidade, faça fricções ou amassamentos leves nas massas musculares da perna e da coxa.

Mudança para a frente:
Mande o paciente virar-se e ajude-o a deitar-se numa posição confortável.

Cabeça:
Sente-se junto ao topo da cabeça do paciente.
Massageie todo o couro cabeludo com as pontas dos dedos. Para massagear a parte de trás da cabeça, vire-a de lado, apoiando a face do paciente no colchão; faça a massagem no lado que ficou para cima e depois inverta a posição para massagear o outro lado. No final, arrume novamente a cabeça do paciente com o rosto para cima.

Face:
Use as duas mãos, uma de cada lado do rosto, fazendo movimentos do centro para os lados.

Com os polegares, faça alguns deslizamentos na testa, com se estivesse levantando todos os traços da pessoa e desfazendo as rugas. Deslize os dedos ao longo de linhas paralelas: bem perto das sobrancelhas, no meio da testa, junto à raiz dos cabelos.

Faça uma massagem bem suave no contorno das pálpebras, sem pressionar os olhos.

Com as pontas de todos os dedos juntos, massageie as maçãs do rosto e as bochechas.

Massageie os lados do nariz e o contorno da boca.

Deslize os dedos pelas laterais da face, começando no queixo e indo até as têmporas.

Para terminar, faça deslizamentos no pescoço, de baixo para cima. Não faça pressão no pescoço, nem na frente nem nas laterais, pois aí existem vários órgãos delicados e também um sistema de controle que pode provocar uma crise de pressão baixa.

Braços e ombros:
Sente-se ao lado do braço que vai massagear. Trabalhe o braço inteiro e então troque de lado.

Massageie os dedos da mão, como se estivesse calçando uma luva. Depois faça deslizamentos e fricções na palma e no dorso da mão, sempre em direção ao centro do corpo.

Massageie o braço da mesma forma como massageou a perna. Faça deslizamentos do pulso até o cotovelo e depois, do cotovelo ao ombro. Se sentir necessidade, faça compressões nas massas musculares.

Peito:
Massageie o alto dos ombros. Se sentir necessidade, trabalhe mais os músculos da nuca e dos lados do pescoço.

Faça deslizamentos semelhantes aos que fez nas costas, subindo com as mãos ao longo do esterno e descendo pelos lados. Se estiver massageando uma mulher, tome cuidado para não pressionar os seios.

Barriga:
– Faça deslizamentos semelhantes aos que fez no peito, subindo com as mãos pelo meio da barriga, desde o quadril até o início das costelas, e descendo pelos lados do tronco.
– Massageie toda a barriga com grandes movimentos circulares, na direção dos ponteiros do relógio, usando a palma da mão aberta.
– Se sentir necessidade, faça pressões maiores nas massas musculares.

Pernas (parte anterior):
Sente-se junto da perna que vai trabalhar; massageie a perna inteira (com exceção do pé) e só depois troque de lado para fazer a outra perna.

Faça deslizamentos semelhantes aos que fez na parte de trás das pernas, sempre começando na ponta e vindo em direção ao centro do corpo. Massageie primeiro do tornozelo ao joelho e depois, do joelho ao quadril.

Faça os amassamentos e fricções que considerar necessários.

Pés:
Sente-se junto aos pés do paciente e massageie longamente cada um deles; isto ajuda muito a relaxar.

Segure o pé com uma das mãos, fixe a perna com a outra mão e gire suavemente o tornozelo para um lado e para o outro.

Faça deslizamentos suaves, com a mão aberta ou com as polpas dos dedos, na sola do pé.

Friccione a sola com os polegares, trabalhando principalmente as áreas mais tensas e doloridas. Faça a fricção como se estivesse traçando linhas retas do calcanhar até a base dos dedos; cubra toda a sola do pé com essas linhas.
Massageie da mesma forma o dorso do pé. Trabalhe também o contorno dos ossos do tornozelo.
Massageie os dedos do pé como massageou os das mãos. Procure esticá-los, alongá-los e também gire-os para soltar as articulações.
Termine com deslizamentos longos, envolvendo todo o pé com as duas mãos e movendo-as dos dedos para o tornozelo.

Encerramento:
Sugira que a pessoa fique repousando, de olhos fechados, pelo tempo que quiser. Recomende que volte a se movimentar aos poucos e que se levante devagar, para não ficar tonta nem perder os efeitos do relaxamento.

Automassagem

Você pode fazer esta mesma massagem em si mesmo. A única parte dificil de trabalhar são as costas; mas você pode usar uma toalha, uma faixa de pano ou uma esponja presa a algum tipo de tiras que possam ser puxadas (existem esponjas de banho à venda neste modelo) para espalhar o óleo nas áreas mais difíceis de atingir.

Tratamento da Pele

O cuidado especial com a pele não é luxo ou vaidade, mas uma necessidade, especialmente para quem vive em locais cuja atmosfera é muito poluída. Além disso, as essências podem ter efeito regenerador e revitalizante sobre a pele, auxiliando no tratamento de problemas locais e gerais. Um ritual diário de limpeza da pele não precisa ser necessariamente uma atividade cara e prolongada. Você pode aproveitar a hora do banho ou outro momento em que possa ficar por algum tempo com os produtos aplicados sobre a pele, sem se transformar naquele "monstro" das anedotas, com rolinhos no cabelo e a cara cheia de cremes de cores esquisitas, assustando a todos.

Este ritual é basicamente o mesmo para qualquer pessoa; há apenas algumas diferenças quanto ao tipo de produto a ser utilizado, conforme sua pele seja seca, normal, oleosa ou muito sensível. A seqüência de utilização dos produtos é a seguinte:

Limpeza Diária

Use um leite de limpeza, cuja fórmula básica pode ser encontrada no item sobre sabões medicinais. Se sua pele for muito seca, entretanto, o produto mais indicado é o creme. Se ela for oleosa, evite produtos gordurosos e prefira uma loção. Aplique o produto com uma massagem suave e retire com algodão ou lenço de papel.

Limpeza Profunda Semanal

Aplique sobre o rosto e pescoço uma máscara de limpeza adequada ao seu tipo de pele; deixe-a por 15 minutos e retire lavando ou massageando a pele. A retirada por massagem funciona como um *peeling* suave, eliminando células mortas e impurezas da pele. Se sua pele for muito sensível, não faça este tipo de limpeza, mas retire a máscara sempre com água.

Máscara ou Creme Nutritivo ou Hidratante

Escolha o produto mais adequado à sua pele. Uma pele jovem precisa apenas de um hidratante; se for seca, use um creme; se for oleosa, prefira uma loção. Se sua pele estiver envelhecida e desvitalizada, use loção ou creme nutritivo: este tipo de produto é ideal para proteger a pele durante o dia e para ajudá-la a recuperar-se durante a noite.

Escolha, para preparar suas loções, cremes e máscaras, os produtos mais adequados à sua pele. Se ela for oleosa, use sempre uma máscara de limpeza, prefira loções aquosas ou alcoólicas e aplique, no final da limpeza, uma loção adstringente para fechar os poros. Se for seca, prefira cremes mais oleosos e máscaras que ativem a circulação, e termine a limpeza com um creme hidratante para conservar a umidade. Se sua pele for sensível, evite as máscaras; prefira loções e cremes, mais fáceis de retirar. Em geral, as peles mais secas e envelhecidas pedem o uso de cremes nutritivos.

Tratamento dos Cabelos

Além da lavagem diária dos cabelos, é importante cuidar do couro cabeludo, para evitar a queda do cabelo, as infecções e outros problemas. Um cabelo fraco e sem vida não se recupera com a aplicação de produtos ao longo dos fios; além da busca da correção de possíveis deficiências nutritivas por meio da mudança de hábitos alimentares, é preciso melhorar a vitalidade das raízes.

Um cuidado importante que você deve tomar é evitar o uso freqüente de xampus cheios de corantes, perfumes e aditivos químicos diversos. Esses produtos são totalmente desnecessários para o tratamento dos cabelos e freqüentemente provocam irritações e alergias. Além disso, alguns cosméticos utilizam aditivos cancerígenos. O ideal seria que você preparasse em casa seus xampus, segundo a fórmula já apresentada, utilizando as essências mais adequadas ao efeito que quiser obter no momento.

Se precisar de um tratamento capilar mais apurado, siga a seguinte rotina: um pouco antes da hora do banho, aplique no couro cabeludo um óleo ou loção aromática adequada; massageie e deixe por alguns minutos. Depois lave os cabelos normalmente com seu xampu medicinal.

Terceira Parte
APLICAÇÃO
❊ ❊ ❊

Estudo das Essências

❂ ❂ ❂

Existem excelentes livros sobre aromaterapia no mercado; entretanto, como são de origem européia ou norte-americana, dão informações sobre muitas essências dificilmente encontradas no Brasil. Ao selecionar, entre as inúmeras plantas aromáticas que existem em todo o mundo, aquelas que comporiam o repertório de medicamentos apresentado neste livro, meu primeiro critério foi exatamente este: escolher plantas nativas ou aclimatadas no Brasil, fáceis de serem encontradas na feira, nas casas de ervas ou pelo menos nas farmácias, de modo que pessoas interessadas em fazer em casa os compostos a partir dos produtos naturais, possam obter com facilidade as matérias-primas necessárias. Sempre que possível, selecionei plantas que contivessem princípios ativos importantes, mas que habitualmente só são identificados em plantas asiáticas ou européias difíceis de obter.

O segundo critério, que considero fundamental quando se trata de divulgar informações destinadas a ajudar as pessoas a tomarem suas próprias decisões e iniciativas na área dos cuidados simples de saúde, foi o grau de toxicidade dos produtos selecionados. Procurei eliminar o maior número possível de plantas cujo uso exija muitos cuidados, dosagem controlada ou acompanhamento médico. Se conservei na minha lista alguns produtos que exigem cuidados especiais, foi levando em conta que já são ervas de uso consagrado; e procurei incluir todas as informações necessárias para que seu uso não ofereça riscos.

O terceiro critério foi selecionar, entre muitas ervas aromáticas de uso comum, aquelas sobre as quais encontrei informações mais sólidas e extensas acerca de estudos farmacológicos e clínicos, preferindo sempre aquelas cuja eficácia é reconhecida pelos órgãos oficiais de saúde.

Por fim, procurei eliminar repetições; entre diversas essências com efeitos muito semelhantes, escolhi uma ou duas mais conhecidas e fáceis de encontrar, de preferência com possibilidades mais variadas de uso. A intenção foi reduzir a confusão criada pela necessidade de escolher entre várias alternativas equivalentes.

Alecrim

SINÔNIMO: rosmarinho (orvalho-do-mar), rosmaninho.
NOME CIENTÍFICO: Rosmarinus officinalis
FAMÍLIA: Labiadas
ORIGEM: Mediterrâneo
CARACTERÍSTICAS: arbusto que pode atingir 1 m de altura, com muitos ramos cobertos de folhinhas duras e estreitas, verde-acinzentadas, muito cheirosas. As flores arroxeadas brotam nas inserções das folhas.
PARTES USADAS: folhas, flores.
COMO ADQUIRIR: está aclimatado no Brasil e pode ser facilmente encontrado fresco em feiras e herboristas. Também pode ser cultivado em canteiro ou vaso, pois pega facilmente de galho.
PREPARO: macerar as folhas frescas em álcool ou óleo.
COMPOSIÇÃO DA ESSÊNCIA: pineno, canfeno, borneol, acetato e valerianato de bornila, cineol, cânfora etc.
EVAPORAÇÃO: rápida.
EFEITO GERAL: estimulante, adstringente e antisséptico.
OBSERVAÇÕES: em dose alta é irritante, principalmente para os aparelhos digestivo e geniturinário. Mulheres grávidas ou que desejam engravidar devem evitá-lo.

Usos Internos

APARELHO DIGESTIVO: tônico estomacal e intestinal; aperitivo. Usado para dores, gases, má digestão, prisão de ventre ou diarréia causada por fraqueza intestinal. Estimula o fígado e a vesícula.

APARELHO RESPIRATÓRIO: antiespasmódico: alivia tosse, asma e bronquite.
APARELHO CIRCULATÓRIO: tônico cardíaco e vascular; usado quando a pressão está muito baixa.
APARELHO GENITURINÁRIO: levemente diurético; emenagogo (provoca a menstruação) e abortivo.

Usos Externos

Usado sob a forma de banhos e massagens.
PELE: estimula a circulação e é cicatrizante. Usado para tratar queda de cabelos, eczemas, parasitas da pele e feridas.
APARELHO LOCOMOTOR: aquece e alivia dores musculares e reumáticas.
SISTEMA NERVOSO: estimula a memória e é revigorante.

Alface

SINÔNIMOS: Não possui
NOME CIENTÍFICO: Lactuca sativa
FAMÍLIA: Compostas
ORIGEM: Europa
CARACTERÍSTICAS: hortaliça rasteira formada por um tufo de folhas claras e brilhantes, grandes, onduladas e tenras, dispostas em torno de um talo bem curto.
PARTES USADAS: folhas e talo. Quando chega a florir, o talo produz um suco leitoso (o lactucário) em que as propriedades são mais acentuadas.
COMO ADQUIRIR: está aclimatada no Brasil e é encontrada em qualquer feira ou mercado. As sementes, facilmente obtidas em casas de produtos para jardinagem, podem ser plantadas em canteiros ou vasos. Como todas as hortaliças, precisa de muito sol.
PREPARO: picar o talo e as folhas e macerar no álcool ou óleo. Comida em salada, a alface também faz seu efeito medicinal: os romanos a usavam sempre ao jantar para ter bons sonhos.
COMPOSIÇÃO DA ESSÊNCIA: lactucina, lactupicrina, ixerinas.
EVAPORAÇÃO: lenta.

EFEITO GERAL: calmante, descongestionante, antiespasmódico.
OBSERVAÇÃO: o lactucário chega a ser um narcótico forte; algumas pessoas são muito sensíveis a seus efeitos sedativos.

Usos Internos

SISTEMA NERVOSO: sedativa: é usada contra excitação, insônia e tensão nervosa.
APARELHO RESPIRATÓRIO: antiespasmódica: usada para aliviar a tosse. Útil em tosses nervosas e coqueluche.
APARELHO DIGESTIVO: antiespasmódica: cólicas, gases, prisão de ventre ou diarréia causada por excesso de tensão do intestino.

Usos Externos

Usada sob a forma de banhos e massagens.
PELE: calmante e descongestionante para alergias, inflamações e peles irritáveis e hipersensíveis.

Alfazema

SINÔNIMO: lavanda
NOME CIENTÍFICO: Lavandula officinalis (e outras variedades)
FAMÍLIA: Labiadas
ORIGEM: Mediterrâneo
CARACTERÍSTICAS: arbusto com talo esbranquiçado guarnecido, de espaço em espaço, com raminhos com folhas estreitas e pontudas. As espigas de flores azuis só aparecem quando a planta vive em regiões temperadas, onde os dias de verão são muito longos.
PARTE USADA: flores.
COMO ADQUIRIR: está aclimatada no Brasil, mas em várias regiões não chega a florir. Por isso, é mais fácil adquiri-la em farmácias ou casas de ervas, onde é vendida seca.
PREPARO: macerar as flores em álcool ou óleo.
COMPOSIÇÃO DA ESSÊNCIA: linalol, cineol, borneol, geraniol, nerol, pineno etc.

EVAPORAÇÃO: rápida.
EFEITO GERAL: estimulante.
OBSERVAÇÃO: é mais utilizada externamente: quando for empregada internamente, o uso não deve ser prolongado nem devem ser administradas doses altas, pois a experiência mostra que a alfazema deprime o sistema nervoso central.

Usos Internos

APARELHO DIGESTIVO: gases, cólicas, má digestão, ativação do fígado.
APARELHO CIRCULATÓRIO: pressão alta, inchação (diurética).
APARELHO GENITURINÁRIO: diurética, antisséptica, emenagoga. Usada para infecções e distúrbios menstruais.
SISTEMA NERVOSO: dor de cabeça.

Usos Externos

Usada sob a forma de banhos e massagens.
APARELHO RESPIRATÓRIO: antisséptica e anticatarral. Usada em gripes, infecções pulmonares, sinusites etc.
PELE: ativa a circulação; é antisséptica e antialérgica. Usada em eczemas, espinhas, furúnculos e queimaduras. Boa para cabelos oleosos.
SISTEMA NERVOSO: fadiga, ansiedade, dor de cabeça.
APARELHO LOCOMOTOR: dores musculares e reumáticas.
CABEÇA: dores e inflamações de olhos, ouvidos, nariz e garganta.

Alho

SINÔNIMOS: não possui.
NOME CIENTÍFICO: Allium sativum
FAMÍLIA: Liliáceas
ORIGEM: Ásia Central
CARACTERISTICAS: erva de caule subterrâneo chamado bulbo (a cabeça do alho), formado por muitos bulbinhos (os dentes do alho). Do bulbo sai um tufo de folhas longas e tenras.

PARTE USADA: dentes crus (o calor desativa a essência).

COMO ADQUIRIR: está aclimatado no Brasil e é encontrado em qualquer mercado ou feira. Pode ser facilmente plantado em canteiros ou pequenos vasos, usando-se para isso os dentes em bom estado. É tradição em áreas rurais plantar um dente de alho no dia de São José (19 de março, praticamente no início do outono) para saber se o ano agrícola será bom. Se o alho brotar, a colheita será farta.

PREPARO: socar os dentes crus e macerar em álcool ou óleo. Também pode ser comido simplesmente em saladas, no pão (amassado com manteiga) ou picadinho sobre pratos diversos.

COMPOSIÇÃO DA ESSÊNCIA: aliina (que se transforma em dissulfeto de alila), outro sulfuretos e sesquiterpenos.

EVAPORAÇÃO: rápida.

EFEITO GERAL: estimulante, antisséptico, rubefaciente (vasodilatador).

OBSERVAÇÃO: comido em excesso (muitos dentes crus ao dia), irrita o estômago.

Usos Internos

APARELHO DIGESTIVO: vermífugo (contra lombrigas e oxiúros), estimulante dos sucos digestivos, antisséptico intestinal.

APARELHO RESPIRATÓRIO: antisséptico e expectorante, útil inclusive como auxiliar no tratamento de infecções graves como tuberculose e pneumonias.

APARELHO CIRCULATÓRIO: abaixa a pressão de modo duradouro e sem causar complicações.

Usos Externos

Usado sob a forma de massagens.
APARELHO DIGESTIVO: cólicas.
APARELHO LOCOMOTOR: dores musculares e reumáticas.

Arnica

SINÔNIMOS: Não possui.
NOME CIENTÍFICO: Arnica montana (e outras variedades).
FAMÍLIA: Compostas.
ORIGEM: Europa, Ásia ou América, dependendo da espécie.
CARACTERÍSTICAS: planta rasteira caracterizada por um rizoma escuro e grosso, de um palmo de comprimento, terminado por um tufo de raízes finas de uns dez centímetros de extensão; caule fino, de uns 30 cm, que sai do meio de um tufo de folhas ovais e que, no alto, divide-se em hastes com flores amarelas que lembram margaridas.
PARTES USADAS: rizoma, flor, folha (é mais comum o rizoma).
COMO ADQUIRIR: é aclimatada no Brasil (existem também espécies nativas), mas não é muito comum em estado natural, sendo mais facilmente encontrada nas farmácias, sob a forma de tintura. Mas pode ser encomendada em herboristas.
PREPARO: picar o rizoma e macerar em álcool.
COMPOSIÇÃO DA ESSÊNCIA: florol, éteres metílico e florometílico, timoidroquinona etc.
EVAPORAÇÃO: lenta.
EFEITO GERAL: estimulante, vasodilatadora. Seu uso é consagrado no tratamento de contusões sem feridas abertas, pois acelera a reabsorção do sangue derramado.
OBSERVAÇÃO: é tóxica em dose excessiva. Usar com cuidado por via oral.

Usos Internos

SISTEMA NERVOSO: estimulante. Usada como auxiliar no tratamento de paralisias causadas por lesões dos nervos.
APARELHO RESPIRATÓRIO: expectorante, anticatarral.
APARELHO CIRCULATÓRIO: estimula a circulação periférica; por isso é útil para reabsorver líquidos acumulados nos tecidos e para aliviar insuficiência circulatória.

Usos Externos

Usada sob a forma de compressas.
PELE: antiinflamatória: útil em hematomas, contusões, inchações e infecções locais.
APARELHO LOCOMOTOR: alivia dores de reumatismo.

Aroeira

SINÔNIMOS: pimenteira-bastarda, pimenteira-da-américa, pimenteira-do-peru.
NOME CIENTÍFICO: Schinus terebinthifolius (e outras variedades)
FAMÍLIA: Anacardiáceas
ORIGEM: Brasil
CARACTERÍSTICAS: pequena árvore de folhas compostas por cinco a sete folíolos grandes, ovais, claros, com as bordas denteadas. As flores, miúdas e brancas, formam ramos nos ângulos em que nascem as folhas. Os frutos miúdos, redondos e rosados, formando cachos, são chamados de pimenta-rosa ou pimenta-vermelha (não confundir com a malagueta).
PARTES USADAS: cascas e folhas.
COMO ADQUIRIR: pode ser encontrada em herboristas de feira ou casas de ervas mas também é comum em jardins e até em vias públicas. Pode ser cultivada em canteiros.
PREPARO: picar e macerar em álcool ou óleo.
COMPOSIÇÃO DA ESSÊNCIA: sabinol, cimeno, limoneno, pineno, simiarenol, careno, felandreno etc.
EVAPORAÇÃO: lenta.
EFEITO GERAL: estimulante, adstringente, cicatrizante.

Usos Internos

APARELHO DIGESTIVO: adstringente e antisséptica, usada em diarréias e gastrenterites.
APARELHO GENITURINÁRIO: diurética, antisséptica e balsâmica, usada em inflamações urinárias e genitais.
APARELHO RESPIRATÓRIO: antisséptica e balsâmica, útil em infecções, asma e bronquite.

Usos Externos

Usada sob a forma de banhos, compressas e máscaras.

PELE: antihemorrágica, antiinflamatória e cicatrizante para feridas infectadas e inflamadas.

APARELHO LOCOMOTOR: antiinflamatória para artrite e reumatismo.

Arruda

SINÔNIMOS: Não possui
NOME CIENTÍFICO: Ruta graveolens
FAMÍLIA: Rutáceas
ORIGEM: Mediterrâneo
CARACTERÍSTICAS: arbusto de aproximadamente um metro de altura, com folhinhas ovais verde-acinzentadas e florzinhas amarelas nas pontas dos galhos. Toda a planta é muito cheirosa.

PARTES USADAS: galhos, folhas, flores.

COMO ADQUIRIR: é aclimatada no Brasil e pode ser encontrada em herboristas, casas de ervas e floriculturas. Pode ser plantada em canteiros e vasos. Desde a Antigüidade, entre os gregos e romanos, era usada como erva medicinal e mágica. Ainda hoje muitas pessoas usam um raminho de arruda como proteção contra malefícios.

PREPARO: picar e macerar em álcool ou óleo.

COMPOSIÇÃO DA ESSÊNCIA: rutina, salicilato de metila, ácido salicílico, cineol, limoneno, pineno etc.

EVAPORAÇÃO: lenta.

EFEITO GERAL: estimulante, ativa os músculos das vísceras e dos vasos sangüíneos.

OBSERVAÇÕES: o uso interno exige cautela: dose alta produz contrações excessivas das vísceras, podendo provocar hemorragias; produz também depressão do sistema nervoso. Quanto ao uso externo, não deve ser feito quando a pele for exposta ao sol, pois a arruda pode produzir queimaduras graves e manchas que demoram muito a desaparecer.

Usos Internos

APARELHO CIRCULATÓRIO: aumenta a resistência capilar. É usada para varizes e flebite (veias inflamadas).
APARELHO DIGESTIVO: laxante e vermífugo.
SISTEMA NERVOSO: excitante.
APARELHO GENITURINÁRIO: emenagoga (faz vir a menstruação).

Usos Externos

Usada sob a forma de banhos, compressas e massagens.
APARELHO LOCOMOTOR: vulnerária (estimulante da circulação), útil para aliviar dores musculares e de reumatismo.

Benjoim

SINÔNIMOS: – Não possui
NOME CIENTÍFICO: Styrax benzoin (e outras variedades)
FAMÍLIA: Estiráceas
ORIGEM: Ásia
CARACTERÍSTICAS: árvore de cujo tronco, quando lhe são feitas incisões, escorre uma resina que solidifica na forma de bolinhas pardas, porosas.
PARTE USADA: resina.
COMO ADQUIRIR: até onde sei, é importado. Geralmente aparece como ingrediente de defumadores e medicamentos; mas pode ser encontrado puro em farmácias e casas de ervas.
PREPARO: triturar e macerar em álcool.
COMPOSIÇÃO DA ESSÊNCIA: benzol, benzorresinol, vanilina, ácidos cinâmico e benzóico, aldeído benzóico etc.
EVAPORAÇÃO: lenta.
EFEITO GERAL: estimulante, aquecedor, antisséptico.

Usos Internos

APARELHO RESPIRATÓRIO: antisséptico e expectorante, usado em infecções diversas, asma e bronquite.

APARELHO GENITURINÁRIO: antisséptico, usado em cistites.
SISTEMA NERVOSO: cansaço.
APARELHO CIRCULATÓRIO: estimulante do coração e circulação.

Usos Externos

Usado sob a forma de banho, inalação e massagem.
APARELHO RESPIRATÓRIO: descongestionante (balsâmico).
SISTEMA NERVOSO: calmante, usado contra tensão nervosa.
PELE: antisséptico, cicatrizante, suavizante. Muito eficaz em eczemas, micoses etc. Usado também para frieiras, suor e mau cheiro nos pés.
APARELHO LOCOMOTOR: vulnerário (irritante, ativador local), usado para aliviar dores reumáticas.

Boldo

SINÔNIMOS: tapete-de-oxalá, falso boldo, boldo brasileiro.
NOME CIENTÍFICO: Coleus barbatus
FAMÍLIA: Labiadas
ORIGEM: Brasil
CARACTERÍSICAS: arbusto que chega a 1,5 m de altura, bem ramificado, com tronco e galhos fortes e folhas claras, ovais, carnudas e peludas, com 5 a 9 cm de comprimento. Tem cheiro muito forte.
PARTE USADA: folhas cruas (sendo cozidas, a essência é desativada).
COMO ADQUIRIR: é muito cultivado como planta medicinal, pois pega de galho com muita facilidade e não exige muitos cuidados de jardinagem. É facilmente encontrado fresco nos herboristas de feira e pode ser plantado em canteiro ou vaso grande.
PREPARO: picar e macerar em álcool ou óleo.
COMPOSIÇÃO DA ESSÊNCIA: cariocal, barbatol, barbatesina, barbatusol etc.
EVAPORAÇÃO: rápida.
EFEITO GERAL: estimulante. Seu uso básico é para desintoxicar e ativar o fígado e a vesícula.

OBSERVAÇÃO: o boldo brasileiro é completamente diferente do boldo-do-chile (Peumus boldus, da família das Monimiáceas). O boldo-do-chile tem os mesmos efeitos mas é muito mais forte, sendo tóxico em dose elevada.

Usos Internos

APARELHO DIGESTIVO: tônico estomacal, hepático e biliar. Laxante. Usado em casos de cirrose, hepatite, cálculos biliares e intoxicações. Aperitivo e estimulante da digestão. Tonifica o intestino.

APARELHO GENITURINÁRIO: diurético, antiespasmódico e antiinflamatório. Usado para infecções e inflamações dos rins e bexiga, principalmente se forem causadas por cálculos. Também aconselhado para infecções genitais.

APARELHO CIRCULATÓRIO: descongestionante para o baço e fígado, corrigindo principalmente as conseqüências de infecções como a malária.

Usos Externos

Usado sob a forma de banhos.
SISTEMA NERVOSO: recomendado para eliminar a insônia. Como é estimulante, possivelmente corrige a condição de apatia que provoca a insônia por falta de exercício durante o dia.

Camomila

SINÔNIMOS: macela, camomila romana.
NOME CIENTÍFICO: Anthemis nobilis
FAMÍLIA: Compostas.
ORIGEM: Europa.
CARACTERÍSTICAS: erva de caule rasteiro do qual se levantam folhas irregularmente recortadas e raminhos com flores semelhantes a margaridinhas brancas. Toda a planta tem cheiro agradável.
PARTE USADA: flores.

COMO ADQUIRIR: trazida pelos portugueses, a camomila se aclimatou no Brasil, onde chega a nascer espontaneamente. A flor seca pode ser encontrada em casas de ervas e de produtos naturais. Pode ser cultivada em canteiros ou vasos.
PREPARO: macerar as flores em álcool ou óleo.
COMPOSIÇÃO DA ESSÊNCIA: antemol, angelatos e valeratos amílicos e britílicos etc.
EVAPORAÇÃO: rápida.
EFEITOS GERAIS: calmante, antiinflamatória, antiespasmódica, cicatrizante.
OBSERVAÇÕES: a matricária (camomila comum ou alemã, Matricaria chamomilla) tem propriedades semelhantes.

Usos Internos

GERAL: febrífuga.
SISTEMA NERVOSO: sedativa, usada para dores e tensão nervosa.
APARELHO DIGESTIVO: dores, gases, dificuldade digestiva. É recomendada contra o mau hálito decorrente de má digestão por tensão nervosa.
APARELHO GENITURINÁRIO: alivia cólicas menstruais e da bexiga.

Usos Externos

Usada sob a forma de massagens.
APARELHO LOCOMOTOR: sedativa para dores reumáticas.
SISTEMA NERVOSO: calmante, alivia dor de cabeça e nevralgias.
PELE: alivia dores e coceiras em queimaduras, alergias e feridas.
CABEÇA: dores de dentes e ouvidos.

Canela

SINÔNIMO: cinamomo
NOME CIENTÍFICO: Cinnamomum zeylanicum (e outras variedades).

FAMÍLIA: Lauráceas
ORIGEM: Ásia
CARACTERÍSTICAS: árvore de grande porte, de madeira muito aromática, com folhas duras, verde-escuras e brilhantes. Florzinhas amareladas, agrupadas em cachos na inserção das folhas. Fruto arroxeado.
PARTE USADA: casca do lenho.
COMO ADQUIRIR: está aclimatada no Brasil, mas exige grandes áreas para ser cultivada. Entretanto, existem árvores nativas do Brasil cuja madeira é semelhante à da canela-da-china. Normalmente, a casca pode ser facilmente encontrada no setor de condimentos secos dos mercados.
PREPARO: moer e macerar em álcool ou óleo.
COMPOSIÇÃO DA ESSÊNCIA: eugenol, felandreno, vanilina, furfurol, aldeído cinâmico, linalol etc.
EVAPORAÇÃO: lenta.
EFEITO GERAL: estimulante. Ativa as funções das vísceras, os nervos e a produção de secreções.
OBSERVAÇÃO: mulheres grávidas ou que desejam engravidar não devem abusar da canela.

Usos Internos

APARELHO DIGESTIVO: tônica estomacal, digestiva. Estimula a produção dos sucos digestivos e ajuda a eliminar gases.
APARELHO CIRCULATÓRIO: tônica para o coração.
SISTEMA NERVOSO: tônica, afrodisíaca.
APARELHO GENITURINÁRIO: tônica, ativa principalmente a musculatura do útero. Por isso pode prejudicar a gravidez.

Usos Externos

Usada sob a forma de banho e massagem.
SISTEMA NERVOSO: reconstituinte, antidepressiva.

Cânfora

SINÔNIMOS: louro-cânfora, canforeiro
NOME CIENTÍFICO: Cinnamomum camphora
FAMÍLIA: Lauráceas
ORIGEM: Ásia
CARACTERÍSTICAS: árvore de grande porte, de tronco reto e grosso, ramificado somente no alto; os ramos são esverdeados ou avermelhados e as folhas são ovais com nervuras salientes, duras, escuras e brilhantes. As florzinhas nascem em ramos na inserção das folhas.
PARTE USADA: resina obtida pela destilação seca da madeira.
COMO ADQUIRIR: está aclimatada no Brasil, mas não é muito comum; até onde sei, deve ser cultivada apenas por produtores em grande escala. As pedras de cânfora são facilmente encontradas em farmácias e casas de ervas.
PREPARO: dissolver as pedras em álcool.
COMPOSIÇÃO DA ESSÊNCIA: borneol, canfano, cimol, carvacrol, ácidos diversos, quinona de cânfora etc.
EVAPORAÇÃO: lenta.
EFEITO GERAL: estimulante, analgésica, rubefaciente, antisséptica.
OBSERVAÇÃO: algumas outras essências possuem entre seus componentes cânforas parecidas com a do canforeiro.

Usos Internos

APARELHO RESPIRATÓRIO: antisséptica, expectorante e anticatarral. Usada para fluidificar secreções (bronquite, asma) e em infecções pulmonares.
APARELHO CIRCULATÓRIO: tônico cardíaco, usada contra pressão baixa e colapsos.
SISTEMA NERVOSO: fraqueza, depressão.
APARELHO DIGESTIVO: cólicas, gases, prisão de ventre.

Usos Externos

Usada sob a forma de massagens e inalação.
SISTEMA NERVOSO: nevralgias, dores, fraqueza, depressão.
PELE: resolutiva, antisséptica e analgésica para úlceras, erupções, feridas, queimaduras etc.

APARELHO LOCOMOTOR: analgésico e vulnerário em reumatismo e artrite.
APARELHO RESPIRATÓRIO: descongestionante para rinite e sinusite.

Capim-cheiroso

SINÔNIMOS: citronela, patchuli (na Amazônia, mas não é o patchuli verdadeiro)
NOME CIENTÍFICO: Cymbopogon nardus
FAMÍLIA: Gramíneas
ORIGEM: Ásia
CARACTERÍSTICAS: grama perene, que forma tufos de folhas altas. Suas raízes, depois de secas, têm cheiro forte e agradável.
PARTE USADA: raízes secas.
COMO ADQUIRIR: está aclimatado no Brasil, mas não é das ervas mais comuns. Entretanto, existem herboristas que vendem molhos das raízes frescas. Neste caso, o aroma ainda não se desenvolveu, mas é só esperar a erva secar um pouco que ele aparece. Reproduz-se por meio de touceiras (pedaços da moita original) e pode ser cultivado em canteiros ou vasos grandes.
PREPARO: Picar e macerar em álcool ou óleo.
COMPOSIÇÃO DA ESSÊNCIA: geraniol, citronelal, citronelol etc.
EVAPORAÇÃO: rápida.
EFEITO GERAL: calmante, relaxante, antiespasmódico.
OBSERVAÇÃO: em livros e no comércio, existe muita confusão entre capim-cheiroso, capim-limão, patchuli, piripiri (piprioca), vetiver etc. Mas estas ervas pertencem a espécies vegetais diferentes, embora às vezes seus aromas sejam parecidos e seus usos equivalentes.

Usos Internos

SISTEMA NERVOSO: enjôo, dor de cabeça.
APARELHO DIGESTIVO: cólicas, gases, náuseas.
APARELHO RESPIRATÓRIO: antitussígeno: tosse seca, bronquite, coqueluche.

Usos Externos

Usado sob a forma de massagens e banhos.
SISTEMA NERVOSO: calmante. Dá sensação de alegria, leveza e relaxamento; por isso é usado como atrativo sexual nos famosos banhos-de-cheiro.
PELE: usado para fortalecer os cabelos e repelir insetos.

Capim-limão

SINÔNIMO: capim-cidreira, erva-cidreira (não confundir com a melissa).
NOME CIENTÍFICO: Cymbopogon citratus
FAMÍLIA: Gramíneas
ORIGEM: Asia
CARACTERÍSTICAS: grama perene que forma uma touceira densa com folhas de aproximadamente meio metro de altura, verde-claras, com bordas serrilhadas e cortantes. O aroma é suave.
PARTE USADA: folhas frescas (quando secam, perdem rapidamente a atividade).
COMO ADQUIRIR: é aclimatado no Brasil e muito cultivado em jardins. Pode ser adquirido fresco em herboristas de feiras. É vendido em caixinhas ou saquinhos (muitas vezes com o nome de erva-cidreira) mas, nestes casos, as folhas estão secas, podendo ser inativas. Multiplica-se por touceiras e pode ser cultivado em canteiros ou vasos.
PREPARO: picar as folhas e macerar em álcool ou óleo.
COMPOSIÇÃO DA ESSÊNCIA: citral, geraniol, cimbopogonol, cimbopogona etc.
EVAPORAÇÃO: rápida.
EFEITO GERAL: calmante, antiespasmódico, sudorífico.
OBSERVAÇÃO: geralmente a planta vendida como erva-cidreira em caixinhas e saquinhos, para chá é o capim-limão.

Usos Internos

GERAL: febre, dores.
APARELHO DIGESTIVO: antiespasmódico, usado contra gases, cólicas, dificuldade digestiva e diarréia por excesso de movimento do intestino.
APARELHO GENITURINÁRIO: diurético, antiespasmódico contra cólicas renais.
SISTEMA NERVOSO: excitação, tensão nervosa.
APARELHO LOCOMOTOR: espasmos musculares.

Usos Externos

Usado sob a forma de massagens e compressas.
SISTEMA NERVOSO: nevralgias, tensão nervosa.
APARELHO LOCOMOTOR: dores e espasmos musculares.

Cravo-da-índia

SINÔNIMO: cravinho
NOME CIENTÍFICO: Eugenia caryophyllata
FAMÍLIA: Mirtáceas
ORIGEM: Ásia
CARACTERÍSTICAS: árvore de grande porte, com folhas parecidas com as do eucalipto e florzinhas rosadas em cachos nas pontas dos galhos. O botão da flor parece um cravo de ferradura (preguinho usado para fixar a ferradura no lugar); daí o nome do produto.
PARTE USADA: botões florais secos.
COMO ADQUIRIR: está aclimatado no Brasil, mas não é comumente encontrado; até onde sei, é cultivado apenas por produtores de especiarias. O cravo-da-índia seco é encontrado no setor de condimentos de qualquer mercado, feira ou confeitaria.
PREPARO: moer e macerar em álcool ou óleo.
COMPOSIÇÃO DA ESSÊNCIA: eugenol, furfurol, humuleno, vanilina etc.
EVAPORAÇÃO: lenta.

EFEITO GERAL: estimulante.
OBSERVAÇÃO: o uso exagerado pode irritar as mucosas e o estômago.

Usos Internos

SISTEMA NERVOSO: excitante, afrodisíaco.
APARELHO DIGESTIVO: tonifica o estômago e ativa a produção de todos os sucos digestivos. É usado para facilitar a digestão.
APARELHO RESPIRATÓRIO: expectorante, antisséptico.

Usos Externos

Usado sob a forma de massagens e compressas.
PELE: analgésico e antisséptico, bom para inflamações.
CABEÇA: analgésico e antisséptico para olhos, ouvidos e boca. É usado tradicionalmente pelos dentistas para aliviar a dor de dentes.

Erva-cidreira

SINÔNIMO: melissa
NOME CIENTÍFICO: Melissa officinalis
FAMÍLIA: Labiadas
ORIGEM: Ásia Menor
CARACTERÍSTICAS: arbusto bem esgalhado, com ramos lenhosos e angulosos; folhinhas ovais, crespas, verde-claras, com bordas denteadas. Flores azuladas. O aroma é suave e agradável.
PARTE USADA: folhas.
COMO ADQUIRIR: é aclimatada no Brasil e muito cultivada em jardins. Deve-se preferir comprar a erva fresca nos herboristas das feiras, pois a maioria das ervas-cidreiras vendidas secas é, na verdade, capim-limão. Pega de galho e pode ser cultivada em canteiros ou vasos grandes.
PREPARO: macerar as folhas em álcool ou óleo.
COMPOSIÇÃO DA ESSÊNCIA: citral, citronelal, geraniol, pineno, linalol etc.

EVAPORAÇÃO: rápida.
EFEITO GERAL: calmante, antiespasmódica, sudorífica, cordial (tônico cardíaco).

Usos Internos

GERAL: febre, dor de cabeça.
APARELHO DIGESTIVO: antiespasmódica, usada contra gases, cólicas, enjôo, má digestão e diarréia.
APARELHO RESPIRATÓRIO: alivia tosses espasmódicas e crises de asma.
SISTEMA NERVOSO: alivia nervosismo, tensão, insônia. Relaxa, ajudando na recuperação de choques, desmaios e depressão.
APARELHO CIRCULATÓRIO: acalma e tonifica o coração; útil em palpitações e pressão alta de origem nervosa.
APARELHO GENITURINÁRIO: cólicas e menstruação irregular. É levemente emenagoga e pode também ajudar no tratamento da infertilidade por tonificar o útero.

Usos Externos

Usada sob a forma de massagens e compressas.
PELE: analgésica para picadas de insetos e alergias.

Erva-doce

SINÔNIMO: anis
NOME CIENTÍFICO: Pimpinella anisum
FAMÍLIA: Umbelíferas
ORIGEM: África
CARACTERÍSTICAS: pequena erva anual com caule reto e estriado, ramificado apenas no alto, com três tipos de folhas: as inferiores, arredondadas e denteadas; as médias; divididas em lobos largos, e as superiores, divididas em fitas finas. As florzinhas brancas formam cachos nas pontas dos galhos e os frutinhos são alongados e estriados, com sabor adocicado.
PARTE USADA: fruto.

COMO ADQUIRIR: está aclimatada no Brasil, sendo encontrada na seção de condimentos de qualquer loja de alimentos. Pode ser cultivada em canteiros ou vasos. O funcho, muito parecido com o anis mas com frutinhos menores, redondos e mais amargos, cresce espontaneamente nos quintais.
PREPARO: macerar os frutos em álcool ou óleo.
COMPOSIÇÃO DA ESSÊNCIA: anetol, estragol, ácido e aldeído anísico, anis-cetona etc.
EVAPORAÇÃO: rápida.
EFEITO GERAL: estimulante, antisséptica, ativadora de excreções, antiespasmódica.
OBSERVAÇÃO: várias ervas da mesma família (coentro, cominho etc.) têm efeitos semelhantes. O anis-estrelado (badiana) tem sabor e efeitos parecidos.

Usos Internos

APARELHO DIGESTIVO: tônica estomacal, digestiva, laxante. Usada em cólicas (é o remédio clássico para as cólicas dos recém-nascidos, pelo seu efeito suave e sem toxicidade), gases, prisão de ventre e dificuldade digestiva.
APARELHO GENITURINÁRIO: diurético, antiespasmódico. Usada contra cólicas, ausência de menstruação, tensão da menopausa e falta de leite (galactagoga).
APARELHO RESPIRATÓRIO: expectorante.

Usos Externos

Usada sob a forma de compressas e banhos.
CABEÇA: relaxante e revitalizadora para a vista cansada.

Eucalipto

SINÔNIMOS: não possui
NOME CIENTÍFICO: Eucalyptus globulus
FAMÍLIA: Mirtáceas
ORIGEM: Austrália

CARACTERÍSTICAS: árvore de grande porte, com tronco geralmente reto e ramificado no alto. Folhas ovais alongadas, duras, verde-escuras, de tom pardacento na face inferior. As flores nascem nas inserções das folhas e se caracterizam por uma base em feitio de urna lenhosa, parda e dura, da qual saem os estames. A árvore exala aroma agradável.

PARTE USADA: folhas, de preferência bem frescas.

COMO ADQUIRIR: está aclimatado no Brasil, sendo muito usado para a produção de celulose e para o aproveitamento do tronco na construção civil e na confecção de postes instalados ao longo de estradas. O eucalipto absorve muita água, sendo usado, por isso, para sanear regiões pantanosas. Atualmente, eucaliptos são facilmente encontrados isolados (em áreas urbanas) ou formando verdadeiras matas. As folhas podem ser compradas em herboristas.

PREPARO: picar e macerar no álcool ou óleo.

COMPOSIÇÃO DA ESSÊNCIA: eucaliptol, pineno, canfeno, fencheno, terpinol etc.

EVAPORAÇÃO: rápida.

EFEITO GERAL: estimulante, cicatrizante, antisséptico.

OBSERVAÇÃO: uso interno excessivo é irritante.

Uso Internos

GERAL: febre.

APARELHO RESPIRATÓRIO: antisséptico e descongestionante. A essência de eucalipto é medicamento de escolha para infecções respiratórias.

APARELHO GENITURINÁRIO: antisséptico e diurético.

APARELHO DIGESTIVO: tônico estomacal, estimulante do pâncreas e do fígado.

Usos Externos

Usado sob a forma de banhos, compressas e colírios.

CABEÇA: antisséptico e descongestionante para olhos, ouvidos, nariz e garganta.

APARELHO LOCOMOTOR: dores musculares, reumatismo.

PELE: antisséptico e antiinflamatório para feridas, infecções e contusões.

Gengibre

SINÔNIMOS: Não possui
NOME CIENTÍFICO: Zingiber officinale
FAMÍLIA: Zingiberáceas
ORIGEM: Ásia
CARACTERÍSTICAS: erva que tem um rizoma (falsa raiz) muito ramificado em tubérculos, bem gordo, amarelo e perfumado. Dele saem hastes envolvidas nas bainhas das folhas alongadas, que podem ter até 30 cm de comprimento. As flores amareladas são semelhantes às da cana-do-brejo e da colônia, que pertencem à mesma família.
PARTE USADA: rizoma.
COMO ADQUIRIR: está aclimatado no Brasil e pode ser encontrado facilmente nas casas de ervas e feiras. Pode ser plantado em canteiros ou vasos.
PREPARO: picar e macerar em álcool ou óleo. O gengibre ao natural deve ser guardado com cuidado, pois, se ficar abafado (inclusive na geladeira), mofa rapidamente.
COMPOSIÇÃO DA ESSÊNCIA: cimeno, canfeno, cineol, felandreno, geraniol, borneol etc.
EVAPORAÇÃO: lenta.
EFEITO GERAL: estimulante, descongestionante.

Usos Internos

APARELHO DIGESTIVO: aperitivo, ativador das secreções digestivas. Usado contra gases, náuseas e vômitos.
APARELHO RESPIRATÓRIO: estimulante, descongestionante. Útil nas infecções respiratórias, bronquites etc.
SISTEMA NERVOSO: estimula a atividade cerebral.
APARELHO GENITURINÁRIO: estimulante, descongestionante, para inflamações e irritações locais.

Usos Externos

Usado sob a forma de massagem, inalação e gargarejo.
PELE: ativa a circulação suavemente, ativando áreas enfraquecidas.

APARELHO RESPIRATÓRIO: descongestionante para as vias aéreas superiores.
APARELHO LOCOMOTOR: alivia dores musculares e reumáticas.

Hortelã

SINÔNIMO: menta
NOME CIENTÍFICO: Mentha sativa
FAMÍLIA: Labiadas
ORIGEM: Europa
CARACTERÍSTICAS: erva de pequeno porte, com muitas hastes guarnecidas de folhas ovais, crespas, levemente peludas, verde-escuras brilhantes e com bordas denteadas.
PARTES USADAS: folhas e hastes mais tenras.
COMO ADQUIRIR: está aclimatada no Brasil e pode ser encontrada fresca em mercados e feiras. Os galhinhos enraizam-se facilmente e podem ser plantados em canteiros ou vasos. O cristal de mentol, chamado de "cristal japonês", é encontrado em farmácias.
PREPARO: picar e macerar em álcool ou óleo. Pode ser comida em saladas e como tempero de diversos pratos. Serve também para o preparo de chás.
COMPOSIÇÃO DA ESSÊNCIA: mentol, mentona, pineno, cineol, felandreno etc.
EVAPORAÇÃO: rápida.
EFEITO GERAL: estimulante, antisséptica, descongestionante, vasoconstritora.
OBSERVAÇÃO: a hortelã-pimenta é um híbrido de duas variedades de hortelã, com as mesmas propriedades da comum.

Usos Internos

GERAL: febre, dor de cabeça.
APARELHO DIGESTIVO: tônico digestivo. Usada contra má digestão, cólicas, gases, diarréia, náusea. Estimula o fígado e a vesícula. Vermífuga leve, com efeito comprovado contra infestações por protozoários como a giárdia e a ameba.

APARELHO RESPIRATÓRIO: antisséptico, descongestionante e expectorante; usada em resfriados, asma, bronquite e tosse.
APARELHO GENITURINÁRIO: diurética, antiespasmódica (cólica renal).

Usos Externos

Usada sob a forma de bochechos, gargarejos, compressas, instilações e massagens.
APARELHO RESPIRATÓRIO: antisséptico usado em sinusites, rinites e inflamações na garganta.
CABEÇA: mau hálito, dor de dente, dor de cabeça.
PELE: anestésico usado contra irritações, picadas de insetos e inflamações.
SISTEMA NERVOSO: nevralgias, desmaios, paralisias, vertigens, fadiga.
APARELHO DIGESTIVO: antisséptico bucal.
APARELHO LOCOMOTOR: vulnerário (dores reumáticas).

Jasmim

SINÔNIMOS: Não possui
NOME CIENTÍFICO: Jasminum officinale (e outras variedades)
FAMÍLIA: Oleáceas
ORIGEM: Ásia
CARACTERÍSTICAS: trepadeira com folhas pequenas, ovais, escuras e brilhantes. As florzinhas parecem estrelas brancas e são muito perfumadas.
PARTE USADA: flores.
COMO ADQUIRIR: está aclimatado no Brasil, sendo muito usado como planta ornamental. A única forma de obter jasmins frescos é colhê-los num pé cultivado por você mesmo (ou pedi-los a um amigo que tenha um jasmineiro em casa). Mas o jasmim pega de galho, é muito fácil de cultivar em canteiro ou vaso grande e, se for bem cuidado, produz muitas flores durante grande parte do ano.
PREPARO: como é uma flor muito frágil e com pouca essência, a melhor técnica é a enfloragem ou a maceração em óleo.

COMPOSIÇÃO DA ESSÊNCIA: geraniol, linalol, terpineol etc.
EVAPORAÇÃO: lenta.
EFEITO GERAL: calmante, aquecedor.
OBSERVAÇÃO: o gelsêmio (jasmim-da-virgínia) e a gardênia (jasmim-do-cabo) não pertencem à família do jasmim e não têm seus efeitos medicinais.

Usos Internos

SISTEMA NERVOSO: estimulante e revigorante, usado contra ansiedade, depressão e apatia.
APARELHO RESPIRATÓRIO: relaxante, usado contra respiração difícil, tosse e rouquidão.
APARELHO GENITURINÁRIO: antiespasmódico uterino, usado em menstruação difícil e na preparação para o parto (tonifica o útero); galactagogo (aumenta a produção de leite). Antiinflamatório.

Usos Externos

Usado sob a forma de massagens e inalação.
GERAL: depressão, fraqueza.
PELE: relaxante contra irritabilidade, hipersensibilidade e inflamações alérgicas.
SISTEMA NERVOSO: relaxante e aquecedor, usado como afrodisíaco, no tratamento da frigidez e da impotência.
APARELHO RESPIRATÓRIO: resfriado, catarros, congestão nasal, angina.

Laranja

SINÔNIMOS: laranja amarga, laranja azeda, laranja-da-terra.
NOME CIENTÍFICO: Citrus aurantium (variedade amarga).
FAMÍLIA: Rutáceas
ORIGEM: Ásia
CARACTERÍSTICAS: árvore de porte médio, copa farta e folhas ovais, escuras e brilhantes. Os frutos são rugosos e amargos. A laranja-da-terra é a base usada para enxertar mudas de laranjas

doces; por isso, quando se planta a semente de uma laranja qualquer, nasce um pé de laranja-amarga.

PARTES USADAS: folhas e flores. Na perfumaria, as folhas são chamadas *petit-grain* e as flores, *néroli* ou nerol.

COMO ADQUIRIR: está aclimatada no Brasil e cresce espontaneamente a partir de sementes jogadas em qualquer canteiro ou vaso. As folhas podem ser encontradas em herboristas de feiras.

PREPARO: picar e macerar em álcool ou óleo. Também podem ser usadas no preparo de chás.

COMPOSIÇÃO DA ESSÊNCIA: linalol, limoneno, acetato de linalila, nerol etc.

EVAPORAÇÃO: lenta.

EFEITO GERAL: calmante.

Usos Internos

GERAL: febrífuga.

SISTEMA NERVOSO: sedativa usada contra tensão e insônia.

APARELHO RESPIRATÓRIO: gripes e resfriados.

APARELHO DIGESTIVO: aperitiva, tônica digestiva, antiespasmódica (cólicas, gases), laxante.

APARELHO CIRCULATÓRIO: contra palpitações.

Usos Externos

Usada sob a forma de massagens e compressas.

GERAL: dor de cabeça.

APARELHO LOCOMOTOR: espasmos musculares.

PELE: antiinflamatório local.

Limão

SINÔNIMOS: Não possui
NOME CIENTÍFICO: Citrus limonum (Citrus medica)
FAMÍLIA: Rutáceas
ORIGEM Ásia

CARACTERÍSTICAS: árvore semelhante à laranjeira, com folhas mais alongadas, fruto mais ovóide, verde e azedo.

PARTE USADA: a parte colorida das cascas dos frutos.

COMO ADQUIRIR: está aclimatado no Brasil e pode ser comprado em qualquer mercado ou feira. Pode ser plantado em canteiros ou vasos grandes, mas para produzir frutos, é melhor usar mudas criadas em horticulturas.

PREPARO: cortar a parte colorida das cascas (sem a pele branca) e macerar em álcool ou óleo.

COMPOSIÇÃO DA ESSÊNCIA: citral, limoneno, cadineno, citronelal, linalol, felandreno, geraniol, terpineol, cânfora etc.

EVAPORAÇÃO: rápida.

EFEITO GERAL: estimulante, antisséptico, antiinflamatório.

OBSERVAÇÃO: as cascas da laranja comum e da tangerina têm efeitos semelhantes aos do limão.

Usos Internos

GERAL: febrífugo.

APARELHO DIGESTIVO: tônico estomacal, digestivo. Alivia gases e enjôo. Estimula fígado, vesícula e pâncreas.

APARELHO RESPIRATÓRIO: antisséptico e anticatarral, usado em gripe e tosse.

APARELHO CIRCULATÓRIO: pressão alta, fraqueza dos vasos sangüíneos.

APARELHO GENITURINÁRIO: cálculos renais, inflamações.

Usos Externos

Usado sob a forma de banhos e compressas.

CABEÇA: inflamações nos olhos e boca.

APARELHO LOCOMOTOR: reumatismo (dores, inflamação).

PELE: antisséptico e antiinflamatório para feridas, furúnculos, picadas etc.

Louro

SINÔNIMOS: Não possui
NOME CIENTÍFICO: Laurus nobilis
FAMÍLIA: Lauráceas
ORIGEM: Mediterrâneo
CARACTERÍSTICAS: árvore de porte médio, com galhos bem lenhosos, folhas ovais de uns 8 cm de comprimento, verde-escuras, duras e brilhantes.
PARTE USADA: folhas.
COMO ADQUIRIR: está aclimatado no Brasil e é encontrado em qualquer mercado ou feira. Pode ser plantado em canteiros.
PREPARO: picar as folhas e macerar em álcool ou óleo.
COMPOSIÇÃO DA ESSÊNCIA: cineol, eugenol, pineno, terpineno, ácidos isobutírico, valeriânico etc.
EVAPORAÇÃO: lenta.
EFEITO GERAL: estimulante, antiespasmódico.
OBSERVAÇÃO: existe uma planta chamada louro-cereja, cujo óleo essencial é extremamente tóxico, pois possui ácido prússico, que é um veneno potente. Antigamente, era usado como sedativo e analgésico, mas atualmente está abandonado pela medicina.

Usos Internos

APARELHO DIGESTIVO: aperitivo e digestivo, ativa o funcionamento do estômago e do fígado. Alivia gases e náuseas, mas em dose forte, provoca vômitos; por isso é usado para desintoxicar o organismo em crises hepáticas.
APARELHO GENITURINÁRIO: estimula o útero; é usado para regularizar a menstruação (emenagogo).
SISTEMA NERVOSO: tônico e excitante.

Usos Externos

Usado sob a forma de massagens e compressas.
APARELHO LOCOMOTOR: aquece e descongestiona, ajudando a aliviar a dor e a inflamação no reumatismo e na artrite.
SISTEMA NERVOSO: aquece e ajuda a aliviar a dor em nevralgias.

Mirra

SINÔNIMOS: –
NOME CIENTÍFICO: Commyphora myrrha (e outras variedades)
FAMÍLIA: Burseráceas
ORIGEM: Ásia Menor
CARACTERÍSTICAS: arbusto de folhas miúdas e flores em cachos que, espontaneamente ou quando cortado, produz uma resina líquida; esta, em contato com o ar, solidifica-se, formando glóbulos cor-de-rosa (lágrimas de mirra). Existem espécies americanas que produzem resinas parecidas.
PARTE USADA: resina.
COMO ADQUIRIR: até onde sei, a verdadeira mirra é importada, mas pode ser facilmente encontrada em farmácias e casas de ervas.
PREPARO: moer e macerar no álcool ou óleo.
COMPOSIÇÃO DA ESSÊNCIA: eugenol, pineno, cadineno, limoneno, heraboleno, ácido mirrabólico, cuminol etc.
EVAPORAÇÃO: rápida.
EFEITO GERAL: estimulante, adstringente, antisséptica, revitalizante.
OBSERVAÇÃO: o incenso (olíbano ou franquincenso, resina da Boswellia thurifera) é da mesma família da mirra e apresenta propriedades muito semelhantes às dela.

Usos Internos

APARELHO DIGESTIVO: aperitiva; tônica estomacal e intestinal; usada como antisséptica e adstringente em infecções, gases, diarréia e hemorróidas.
APARELHO RESPIRATÓRIO: antisséptica e anticatarral, indicada para infecções de nariz, garganta e pulmões, tosse etc.
APARELHO GENITURINÁRIO: antisséptico (cistite, infecções genitais) e emenagogo.

Usos Externos

Usado sob a forma de banhos, massagens e compressas.
PELE: antisséptico e cicatrizante para feridas infectadas e úlceras.

CABEÇA: aftas, gengivite, piorréia, micoses, infecções e úlceras na boca.

APARELHO LOCOMOTOR: antisséptico e revitalizante para infecções e necroses (destruição) em ossos e articulações.

Murta

SINÔNIMO: mirto
NOME CIENTÍFICO: Myrtus communis
FAMÍLIA: Mirtáceas
ORIGEM: Mediterrâneo
CARACTERÍSTICAS: arbusto de tronco ereto e lenhoso; copa cheia, formada por folhinhas ovais, duras, bem escuras e brilhantes. As florzinhas brancas, com aroma parecido com o do jasmim, formam buquês que secam rapidamente.

PARTES USADAS: folha, fruto (os frutinhos vermelhos são comestíveis).

COMO ADQUIRIR: aclimatada no Brasil, é um arbusto muito comum nos jardins, que enfeita com suas flores na época das chuvas de verão. Pode ser plantada em canteiros e vasos grandes.

PREPARO: picar e macerar em álcool ou óleo.

COMPOSIÇÃO DA ESSÊNCIA: pineno, canfeno, cineol, dipenteno, éter acético ctc.

EVAPORAÇÃO: lenta.

EFEITO GERAL: calmante, antisséptica, descongestionante.

Usos Internos

APARELHO RESPIRATÓRIO: antisséptica e anticatarral em gripe, asma, rinite, bronquite etc.

APARELHO GENITURINÁRIO: antisséptica e balsâmica para inflamações e infecções purulentas. Adstringente, é usada para fortalecer útero e bexiga.

SISTEMA NERVOSO: calmante.

APARELHO DIGESTIVO: adstringente útil para diarréias e fraqueza do estômago e intestino.

Usos Externos

Usada sob a forma de banhos, compressas e massagens.

PELE: antissépica e adstringente, útil para prevenir e tratar infecções em feridas e eczemas. Antigamente, o pó da folha de murta era usado (pela medicina oficial) para facilitar a cicatrização do umbigo dos recém-nascidos.

Noz-moscada

SINÔNIMOS: Não possui
NOME CIENTÍFICO: Myristica fragrans
FAMÍLIA: Miristicáceas
ORIGEM: Ásia
CARACTERÍSTICAS: árvore de folhas ovais com nervuras acentuadas. O fruto, redondo e de polpa vermelha (chamada *macis*), encerra uma amêndoa oval, bem dura e maciça, castanha e marcada por veios cinzentos. Esta amêndoa é a noz-moscada.
PARTE USADA: amêndoa. O macis tem efeitos semelhantes, mas muito mais fracos.
COMO ADQUIRIR: está aclimatada no Brasil, mas não é uma planta comum; é cultivada para produção do condimento, que é encontrado em qualquer loja de alimentos.
PREPARO: triturar a noz e macerar em álcool ou óleo.
COMPOSIÇÃO DA ESSÊNCIA: limoneno, miristicina, miristicol, eugenol, pineno, cimeno, linalol etc.
EVAPORAÇÃO: lenta.
EFEITO GERAL: calmante, antiespasmódica, tonificante.

Usos Internos

APARELHO DIGESTIVO: tônica e antiespasmódica, útil em casos de má digestão, vômitos, diarréias, cólicas e gases.
SISTEMA NERVOSO: calmante e reconstituinte, útil contra insônia e para revitalizar os nervos em paralisias.
GERAL: revitalizante e revigorante, indicada em fraqueza, exaustão e convalescença de doenças debilitantes. Também ajuda na recuperação após esforços físicos intensos.

Usos Externos

Usada sob a forma de banhos e massagens.
GERAL: a aplicação ao longo da coluna é útil para recuperar as energias.
SISTEMA NERVOSO: excitante.
APARELHO LOCOMOTOR: aquecedora e revulsiva, usada para aliviar dores musculares e reumáticas. Também é útil para estimular e revitalizar músculos fracos ou paralisados.

Orégano

SINÔNIMO: orégão
NOME CIENTÍFICO: Origanum vulgare
FAMÍLIA: Labiadas
ORIGEM: Europa.
CARACTERÍSICAS: erva de uns 30 cm de altura, com folhas ovais, peludas na face inferior e lisas na superior. Flores brancas ou púrpura dispostas em espigas na ponta dos ramos.
PARTES USADAS: ramos, folhas, flores.
COMO ADQUIRIR: está aclimatado no Brasil, mas só costuma ser cultivado por produtores especializados em condimentos. As folhas secas são facilmente encontradas na seção de condimentos dos mercados.
PREPARO: macerar as folhas em álcool ou óleo.
COMPOSIÇÃO DA ESSÊNCIA: cimeno, carvacrol, linalol, timol, cimol, acetato de geranila etc.
EVAPORAÇÃO: rápida.
EFEITO GERAL: estimulante, vulnerário (ativa a circulação, aquece).
OBSERVAÇÃO: o díctamo-de-creta (orégão-de-creta), apesar do nome, pertence à família da arruda e tem propriedades mais parecidas com as desta planta do que com os do orégano.

Usos Internos

APARELHO DIGESTIVO: aperitivo e digestivo, usado como tonificante na atonia e fraqueza do estômago.

APARELHO RESPIRATÓRIO: expectorante, usado na tosse e em afecções catarrais diversas, como asma, bronquite e infecções pulmonares.

Usos Externos

Usado sob a forma de massagens e compressas.
GERAL: estimulante.
APARELHO LOCOMOTOR: vulnerário, usado para aliviar dores de reumatismo, artrite, espasmos musculares etc.

Pimenta

SINÔNIMOS: pimenta-vermelha, pimenta-malagueta, pimenta-chifruda.
NOME CIENTÍFICO: Capsicum annum (e outras variedades)
FAMÍLIA: Solanáceas
ORIGEM: Brasil (e outras regiões da América tropical).
CARACTERÍSTICAS: arbusto de até 1 m de altura, com folhas ovais verde-claras, florzinhas brancas e frutos em forma de pirâmide ou chifre, verdes quando jovens e vermelhos quando maduros. As sementes, redondas e chatas, têm gosto mais acre e forte que a polpa. Existem diversas variedades, algumas mais amargas e outras mais doces.
PARTE USADA: fruto inteiro (com as sementes).
COMO ADQUIRIR: é alimento comum e condimento muito usado desde o tempo dos índios; em suas diversas variedades, pode ser encontrado fresco ou em conserva nas feiras e mercados. Reproduz-se facilmente por sementes e pode ser cultivado em canteiros ou vasos.
PREPARO: picar o fruto inteiro e macerar em álcool ou óleo.
COMPOSIÇÃO DA ESSÊNCIA: capsicol, capsaicina, capsantina, capsorubina etc.
EVAPORAÇÃO: lenta.
EFEITO GERAL: estimulante, rubefaciente (revulsiva) e antiinflamatória.

OBSERVAÇÃO: a pimenta-do-reino (Piper nigrum) pertence a outra família, mas tem as mesmas propriedades estimulantes, antissépticas e revulsivas da pimenta vermelha.

Usos Internos

APARELHO DIGESTIVO: aperitiva, digestiva, tônica estomacal e intestinal. Útil contra gases, cólicas e náuseas.

APARELHO CIRCULATÓRIO: cardiotônica e estimulante da circulação, usada para acelerar os batimentos do coração, em casos de fraqueza, desmaio etc., e para elevar a pressão sangüínea.

Usos Externos

Usada sob a forma de compressas, banhos e massagens.
APARELHO DIGESTIVO: ajuda a desinflamar hemorróidas.
SISTEMA NERVOSO: revulsiva, usada para aliviar nevralgias (dor ciática etc.).
APARELHO RESPIRATÓRIO: antiinflamatória, usada em emplastros para aliviar crises de bronquite.
PELE: antiinflamatória e revulsiva para inflamações, feridas e úlceras.

Rosa

SINÔNIMOS: rosa de cem folhas (branca), rosa francesa (vermelha).
NOME CIENTÍFICO: Rosa centifolia, Rosa gallica
FAMÍLIA: Rosáceas
ORIGEM: Ásia
CARACTERÍSTICAS: arbusto de ramos compridos, com espinhos duros e folhas compostas por 5 folíolos ovais, de bordas denteadas. Flores geralmente de muitas pétalas arredondadas, aveludadas e de várias cores, que vão do branco ao vermelho. As rosas podem brotar isoladas ou em cachos nas pontas dos galhos. São muito perfumadas, em especial as originárias de plantas mais silvestres.

PARTE USADA: pétalas das flores (das brancas) ou dos botões (das vermelhas).
COMO ADQUIRIR: está aclimatada no Brasil e é muito comum nos jardins. As flores podem ser compradas em floriculturas, mas estas, que recebem um trato muito forçado, não têm o mesmo perfume das rosas que já são filhas de filhas de filhas de plantas de jardins comuns.
PREPARO: a melhor técnica é a enfloragem ou a maceração em óleo.
COMPOSIÇÃO DA ESSÊNCIA: geraniol, citronelol etc.
EVAPORAÇÃO: lenta.
EFEITO GERAL: calmante, antisséptica, resolutiva. A rosa branca é relaxante e a vermelha é mais adstringente.
OBSERVAÇÃO: é muito usada no tratamento de crianças, porque é muito suave e sem toxicidade.

Usos Internos

APARELHO DIGESTIVO: antisséptica (boca, garganta); tônica estomacal e intestinal; resolutiva para úlceras. Usada para problemas de fígado, náuseas, diarréia (a flor vermelha) e prisão de ventre (a branca). Usada também contra cálculos biliares.
APARELHO CIRCULATÓRIO: pressão alta, problemas causados por estresse.
APARELHO GENITURINÁRIO: infecções, catarros, menstruação irregular.
APARELHO RESPIRATÓRIO: inflamações das vias aéreas superiores e inferiores.
SISTEMA NERVOSO: depressão, estresse; impotência e frigidez psicossomáticas.

Usos Externos

Usada sob a forma de banhos, massagens e compressas.
CABEÇA: inflamações dos olhos, boca, garganta, ouvido. Dor de cabeça.
PELE: antisséptica, antiinflamatória.

Sabugueiro

SINÔNIMOS: sabugueiro brasileiro
NOME CIENTÍFICO: Sambucus australis (e outras espécies)
FAMÍLIA: Caprifoliáceas
ORIGEM: Brasil
CARACTERÍSTICAS: arbusto que pode chegar a 3 m de altura, bem esgalhado; as folhas compostas, verde-claras, têm folíolos ovais com bordas serrilhadas. Produz grandes buquês de minúsculas flores brancas, muito perfumadas.
PARTES USADAS: flores e folhas. Frescas são mais ativas.
COMO ADQUIRIR: Esta espécie é nativa do Brasil, sendo freqüentemente usada como planta decorativa. A erva seca pode ser encontrada em herboristas, e a planta pode ser cultivada em canteiros ou vasos grandes.
PREPARO: macerar as flores ou folhas em álcool ou óleo ou preparar infusão.
COMPOSIÇÃO DA ESSÊNCIA: amirina, cicloartenol, lupeol etc.
EVAPORAÇÃO: lenta
EFEITO GERAL: estimulante, ativador de excreções, antiinflamatório.
OBSERVAÇÃO: o uso excessivo da flor fresca em áreas sensíveis (olhos, mucosas) é muito irritante. Por isso, é melhor fazer tintura, óleo ou infusão com a flor seca.

Usos Internos

GERAL: febrífugo, usado para aliviar os sintomas de gripes e resfriados.
APARELHO RESPIRATÓRIO: expectorante, útil em bronquite, gripe e infecções das vias aéreas superiores.
APARELHO GENITURINÁRIO: diurético.
APARELHO DIGESTIVO: laxante suave. Dose alta da flor fresca funciona como um purgante forte e provoca vômitos.

Usos Externos

Usado sob a forma de banhos, compressas e massagens.

CABEÇA: inflamações purulentas nos olhos e na boca: conjuntivite, gengivite, piorréia etc.

PELE: resolutivo para inflamações, infecções locais e feridas infectadas. Usado tradicionalmente para ajudar na resolução de doenças eruptivas como o sarampo.

Escolha das Essências
(Indicações Terapêuticas)

❀ ❀ ❀

A aromaterapia não substitui os cuidados médicos e os tratamentos convencionais, quando estes são indicados. Como todas as formas de medicina caseira, a aromaterapia, quando utilizada por leigos, atende a duas finalidades: é uma técnica adequada ao âmbito dos cuidados simplificados de saúde, ou seja, é uma boa forma de lidar com problemas muito simples, que não necessitam de cuidados mais especializados; por outro lado e pode ser usada como auxiliar dos tratamentos convencionais, servindo para aumentar a capacidade de reação do organismo e acelerar sua recuperação.

Portanto, não procure na aromaterapia uma alternativa milagrosa para outras técnicas terapêuticas; use as essências no seu dia-a-dia, acostume-se à rotina de cuidar de si mesmo de modo mais atento, aprenda a prevenir e a aliviar problemas simples de saúde. Mas aprenda também a perceber as mensagens de seu corpo e, sempre que surgir algo mais sério, procure assistência adequada. Sempre que precisar usar algum medicamento ou tomar algum cuidado especial com sua saúde, pergunte ao médico se ele vê alguma contra-indicação ao uso, durante o período de emergência, de suas essências e ervas. Às vezes, certos tipos de medicamentos podem piorar a situação; por exemplo, um antiinflamatório pode espalhar uma infecção pela corrente sanguínea, se a doença não estiver sendo controlada por algum antibiótico ou antisséptico adequado à situação. Seu médico saberá dizer se, numa situação mais grave, você poderá auxiliar o tratamento com seus produtos caseiros ou se será melhor guardá-los para a fase de convalescença.

Tenha isso em mente quando for consultar a relação de indicações terapêuticas apresentada a seguir. Nela existem indicações de tratamento para problemas bem simples, como cansaço, tensão, contusões e outros pequenos acidentes, distúrbios digestivos leves etc. Nestes casos, você pode usar seu bom senso para tratar de si mesmo e de outras pessoas, sem se tornar indevidamente dependente dos serviços de saúde (uma situação chamada de medicalização na política de saúde).

Existem também indicações para o uso de essências para auxiliar o tratamento de problemas graves (cardiovasculares, infecciosos etc.); mas nestes casos, lembre-se de usar as essências APENAS como auxiliares, NUNCA como o único tratamento.

Estas informações também são úteis para médicos que desejem trabalhar com produtos naturais e com aromaterapia. Procurei coletar informações confirmadas por pesquisas clínicas e farmacológicas relizadas por instituições confiáveis de vários países, inclusive do Brasil. Desta forma, os profissionais de saúde podem estar tranqüilos sobre a validade dessas indicações terapêuticas, das quais eliminei todas as suposições, superstições e usos mágicos e simbólicos.

Cada problema citado tem diversas sugestões de essências que podem ser eficientes. Você não precisa (nem deve) usar todas ao mesmo tempo. Escolha uma ou duas delas, de preferência verificando quais são as mais adequadas para seu problema específico. Por exemplo, se você sofre de insônia, deverá usar uma essência sedativa, se a causa for tensão mental; uma tônica, se for apatia que não o deixa exercitar-se e cansar-se durante o dia; ou uma relaxante, se for exaustão ligada a excesso de atividade e tensão muscular. Você encontra esses detalhes na descrição das essências.

Problemas Gerais

TENSÃO – faça uma quantidade grande de poção e tome-a fracionada ao longo do dia, tome um banho de imersão morno antes de dormir, faça uma massagem total ou uma inalação úmida ou seca com as seguintes essências: alface, benjoim, camomila, capim-cheiroso, capim-limão, erva-cidreira, jasmim, laranja, murta, noz-moscada, rosa.

CANSAÇO – prepare uma poção para tomar antes de dormir, um banho de imersão ou uma massagem com as seguintes essências: alecrim, alface, arnica, aroeira, benjoim, cravo, erva-doce, limão, noz-moscada, orégano, sabugueiro.

FRAQUEZA – tome diariamente uma poção, pelo período necessário, ou faça massagens diárias com as seguintes essências: alecrim, arnica, aroeira, canela, cânfora, erva-doce, eucalipto, gengibre, hortelã, limão, mirra, noz-moscada, pimenta.

DEPRESSÃO – tome uma poção diariamente, faça massagens ou inalações (coloque o aroma no ambiente) com as seguintes essências: alecrim, canela, cânfora, cravo, erva-doce, eucalipto, gengibre, jasmim, limão, louro, mirra, rosa.

FEBRE – tome uma poção, quantas vezes forem necessárias, das seguintes essências: camomila, capim-limão, erva-cidreira, eucalipto, laranja, limão, sabugueiro.

DOR DE CABEÇA – tome uma poção ou faça compressas locais das seguintes essências: alfazema, alecrim, camomila, cânfora, capim-cheiroso, erva-cidreira, hortelã, laranja.

INSÔNIA – tome uma poção à noite ou um banho de imersão morno ou faça uma massagem com as seguintes essências: alface, camomila, erva-cidreira, jasmim, laranja, noz-moscada.

ALERGIAS – aplique no local da reação alérgica uma compressa ou ungüento das seguintes essências: alecrim, alfazema.

CELULITE – tome uma poção diariamente, em vez de água pura, e faça massagens com as seguintes essências: alecrim, alfazema, erva-doce.

DEGENERAÇÕES, TUMORES – aplique compressas das seguintes essências: eucalipto, limão.

CHOQUE, INSOLAÇÃO, DESIDRATAÇÃO – tome, enquanto for necessário, uma poção das seguintes essências: cânfora, erva-cidreira, eucalipto.

DESMAIOS – faça a pessoa cheirar as seguintes essências: canela, cânfora, erva-cidreira, erva-doce, hortelã.

DIABETES – tome diariamente uma poção de eucalipto.

COLESTEROL ALTO – tome diariamente uma poção de alecrim.

OBESIDADE – tome diariamente uma poção de erva-doce.

ENVELHECIMENTO – tome uma poção, faça banhos ou massagens com as seguintes essências: alecrim, alfazema, erva-doce, jasmim, limão, mirra.

ANSIEDADE – tome uma poção, use em banhos, massagens ou inalações a seguintes essências: alfazema, camomila, capim-cheiroso, capim-limão, jasmim, laranja, murta, noz-moscada, rosa.

APATIA – tome uma poção ou faça banhos ou massagens das seguintes essências: alecrim, arnica, arruda, canela, louro, mirra, orégano, pimenta, gengibre, jasmim.

ENJÔO – tome uma poção das seguintes essências: capim-cheiroso, pimenta, louro, limão.

Cabeça

CONJUNTIVITE – banhe os olhos ou use colírio das seguintes essências: alfazema, cravo, eucalipto, limão, rosa, sabugueiro.

INFLAMAÇÃO E DOR DE OUVIDO – faça compressas de água ou óleo das seguintes essências: alfazema, cravo, eucalipto, rosa, sabugueiro.

OLHOS CANSADOS – aplique compressas de erva-doce.

PERDA DE OLFATO E PALADAR – instile ou tome poção de alecrim.

AFTAS – aplique no local as seguintes essências: hortelã, mirra.

SINUSITE – faça inalações (de preferência úmidas) e instilações das seguintes essências: alfazema, cânfora, benjoim, eucalipto, gengibre, hortelã, mirra, murta, rosa.

GARGANTA INFLAMADA (DOR, ROUQUIDÃO) – faça gargarejos com as seguintes essências: alfazema, cravo, eucalipto, gengibre, hortelã, jasmim, limão, mirra, rosa, sabugueiro.

RESFRIADO – tome uma poção com as seguintes essências: benjoim, cânfora, eucalipto, gengibre, hortelã, laranja, rosa.

GENGIVAS FRACAS OU INFLAMADAS – faça bochechos e aplicações diárias de tintura das seguintes essências: eucalipto, hortelã, limão, mirra, rosa, sabugueiro.

PROBLEMAS DE DENTES (DOR, INFECÇÃO) – faça bochechos e aplicações de tintura das seguintes essências: cravo, mirra.

MAU HÁLITO – faça bochechos com as essências de hortelã e mirra. Tome, pouco antes das refeições, uma poção de camomila.

Sistema Nervoso (*Cérebro e Nervos*)

NEVRALGIAS (DORES POR IRRITAÇÃO DE UM NERVO) – faça massagens ou compressas com as seguintes essências: camomila, cânfora, capim-limão, cravo, louro, pimenta.

PARALISIA, REFLEXOS FRACOS – tome poções e faça massagens locais com as seguintes essências: alecrim, arnica, noz-moscada.

CONVULSÕES – tome poções ou faça banhos e massagens com as seguintes essências: alface, camomila, erva-cidreira, jasmim, laranja.

PERDA DE ATENÇÃO E MEMÓRIA – tome diariamente poções de alecrim e gengibre. Perfume o ambiente com alecrim, limão, hortelã.

EXCITAÇÃO MOTORA (AGITAÇÃO) – tome uma poção ou um banho morno, faça uma inalação ou massagem com as seguintes essências: alface, erva-cidreira, laranja, murta, noz-moscada, rosa.

IRRITABILIDADE DOS NERVOS – faça banhos, compressas ou massagens com as seguintes essências: alfazema, erva-cidreira, laranja, murta, noz-moscada, rosa.

Aparelho Digestivo

AZIA – tome poções das seguintes essências: camomila, hortelã, limão.

GASTRITE, ÚLCERA – tome diariamente, um pouco antes das refeições, uma poção das seguintes essências: camomila, erva-cidreira, noz-moscada, rosa.

GASES – tome, um pouco antes das refeições, uma poção com as seguintes essências: alecrim, alfazema, camomila, cânfora, capim-cheiroso, capim-limão, erva-cidreira, erva-doce, gengibre, hortelã, laranja, limão, louro, mirra, noz-moscada, orégano.

DIGESTÃO DIFÍCIL (ESTÔMAGO FRACO) – tome, um pouco antes das refeições, uma poção das seguintes essências: alecrim, alfazema, alho, boldo, canela, camomila, cravo, erva-cidreira, erva-doce, eucalipto, gengibre, hortelã, laranja, limão, louro, mirra, noz-moscada.

CÓLICAS – tome, quando necessário, uma poção das seguintes essências: alecrim, alface, alfazema, alho, camomila, cânfora, capim-limão, erva-cidreira, erva-doce, hortelã, laranja, noz-moscada. Massageie a barriga com óleo de alho.

PRISÃO DE VENTRE – tome, quantas vezes forem necessárias, uma poção com as seguintes essências: alecrim, arruda, boldo, cânfora, laranja, sabugueiro.

DIARRÉIA – tome, enquanto for preciso, uma poção com as seguintes essências: alecrim, aroeira, hortelã, mirra, murta, noz-moscada, rosa.

PROBLEMAS DE FÍGADO, VESÍCULA E PÂNCREAS – tome diariamente uma poção com as seguintes essências: alecrim, boldo, camomila, hortelã, limão, eucalipto, rosa.

ENJÔO, VÔMITOS – tome, quando necessário, uma poção com as seguintes essências: capim-cheiroso, gengibre, hortelã, limão, louro, noz-moscada, pimenta, rosa.

FALTA DE APETITE – tome, algum tempo antes das refeições, uma poção com as seguintes essências: alecrim, laranja, limão, louro, mirra.

INTOXICAÇÃO ALIMENTAR – tome, enquanto for preciso, uma poção com as seguintes essências: boldo, erva-doce, pimenta.

HEMORRÓIDAS – faça compressas ou banhos de assento com as seguintes essências: arruda, mirra, pimenta.

VERMES E PROTOZOÁRIOS (INFECÇÕES E INFESTAÇÕES INTESTINAIS) – use, durante um período longo, uma poção com as seguintes essências: alho, arruda, hortelã.

INFECÇÃO INTESTINAL – tome, durante um período longo, uma poção com as essências de alecrim ou alho. Não procure conter muito rapidamente a diarréia, para não ficar intoxicado; somente após algum tempo, use aroeira ou outra essência adstringente.

ESTÔMAGO E INTESTINOS FRACOS – use diariamente uma poção com as seguintes essências: alecrim, aroeira, murta, pimenta, rosa.

CÁLCULOS BILIARES (PEDRAS NA VESÍCULA) – tome diariamente uma poção com as seguintes essências: alecrim, alfazema, eucalipto, hortelã, rosa.

Aparelho Circulatório

PRESSÃO ALTA – tome diariamente uma poção com as seguintes essências: alfazema, alho, erva-cidreira, limão.
PRESSÃO BAIXA – tome, sempre que precisar, uma poção com as seguintes essências: alecrim, cânfora, gengibre, rosa.
ARTERIOSCLEROSE – auxilie o tratamento com uma poção de alecrim.
VARIZES – faça massagens ou banhos com essência de arruda.
PALPITAÇÕES – tome uma poção de erva-cidreira ou laranja.
INCHAÇÃO – tome diariamente uma poção de alfazema.
COLAPSO – auxilie a recuperação com inalação ou massagem de benjoim ou cânfora.
DEFICIÊNCIA DE CIRCULAÇÃO (ÚLCERAS DE PERNA ETC.) – use banhos e compressas de arnica, aroeira e gengibre.
FRAGILIDADE CAPILAR (HEMORRAGIAS FÁCEIS) – tome uma poção de arruda ou limão. Use compressas de arruda.
CORAÇÃO FRACO – auxilie o tratamento com uma poção de alecrim, benjoim, canela ou cânfora.
FLEBITE (INFLAMAÇÃO DAS VEIAS) – faça compressas e banhos com arruda.

Aparelho Respiratório

GRIPE – tome poções e faça inalações com as seguintes essências: alfazema, aroeira, alho, benjoim, cânfora, eucalipto, gengibre, hortelã, laranja, limão, pimenta, rosa, sabugueiro.
SINUSITE, RINITE – faça inalações e instilações com as seguintes essências: alfazema, cânfora, benjoim, eucalipto, gengibre, hortelã, mirra, murta, rosa.
TOSSE SECA (PARA ALIVIAR A TOSSE) – tome uma poção com as seguintes essências: alecrim, alface, capim-cheiroso, erva-cidreira, jasmim, murta.
TOSSE PRODUTIVA, INFECÇÕES CATARRAIS (EXPECTORANTES) – tome poções e faça inalações com as seguintes essências: alfazema, arnica, alho, aroeira, benjoim, cânfora, cravo, erva-doce, eucalipto, gengibre, hortelã, limão, mirra, murta, orégano, rosa, sabugueiro.

ASMA E BRONQUITE – quando precisar, tome uma poção das seguintes essências: alecrim, alface, capim-cheiroso, erva-cidreira, jasmim, murta. Faça inalações ou massagens no peito e nas costas com as seguintes essências: alecrim, benjoim, cânfora, eucalipto, gengibre, hortelã, limão, mirra, rosa. Pode também tomar poções com essas essências, além de pimenta e sabugueiro.

DIFICULDADE RESPIRATÓRIA – tome uma poção ou faça inalação (de preferência úmida) com as seguintes essências: alface, eucalipto, gengibre, jasmim.

Aparelho Urinário

CÓLICA RENAL – tome uma poção com as seguintes essências: boldo, camomila, erva-cidreira, gengibre, hortelã, limão.

INFECÇÃO (DOR OU ARDOR) – tome uma poção ou faça banhos de assento, massagem ou compressas no ventre ou região lombar (conforme a localização do problema) com as seguintes essências: alfazema, aroeira, benjoim, boldo, eucalipto, gengibre, limão, mirra, murta, rosa.

RETENÇÃO DE URINA, INCHAÇÃO (DIURÉTICOS) – tome, sempre que for necessário, uma poção com as seguintes essências: alecrim, alfazema, aroeira, boldo, capim-limão, cânfora, erva-doce, eucalipto, gengibre, hortelã, sabugueiro.

URINA EXCESSIVA, ENURESE NOTURNA, INCONTINÊNCIA URINÁRIA – tome diariamente uma poção de pimenta ou rosa.

BEXIGA FRACA – tome poção ou faça banho de assento de murta.

CÁLCULOS RENAIS – tome diariamente uma poção de camomila ou erva-doce.

Aparelho Reprodutor

MENSTRUAÇÃO IRREGULAR OU DOLOROSA – tome, quando for necessário, uma poção com as seguintes essências: alfazema, alecrim, arruda, camomila, erva-cidreira, erva-doce, hortelã, jasmim.

HEMORRAGIAS, MENSTRUAÇÃO EXCESSIVA – tome, quando necessário, uma poção de rosa ou camomila.

PERDAS SEMINAIS, DESCONTROLE NA ATIVIDADE SEXUAL – tome uma poção com essência de mirra ou benjoim.

FRIGIDEZ OU IMPOTÊNCIA – use sob a forma de poção, banhos ou massagens as essências de canela, cravo, jasmim, rosa.

INFLAMAÇÕES E INFECÇÕES GENITAIS – tome poções e faça banhos locais com as seguintes essências: alfazema, aroeira, benjoim, eucalipto, gengibre, hortelã, limão, murta, rosa.

PREPARAÇÃO PARA O PARTO (AUMENTO DA VITALIDADE GERAL E DA MUSCULATURA DO ÚTERO) – use uma poção de canela e jasmim.

AUMENTO DA PRODUÇÃO DE LEITE – tome uma poção de erva-doce e jasmim.

AUSÊNCIA DE MENSTRUAÇÃO (EMENAGOGOS) – tome uma poção de uma das seguintes essências: alecrim, alfazema, arruda, canela, louro, mirra.

ÚTERO FRACO – tome uma poção e faça banhos de assento com murta.

Aparelho Locomotor
(*Ossos, Músculos, Articulações*)

CANSAÇO MUSCULAR, ESPASMOS, CÃIBRAS – faça um banho de imersão morno, uma massagem ou compressa com as seguintes essências: alecrim, alfazema, alho, arruda, camomila, eucalipto, gengibre, laranja, noz-moscada, orégano, pimenta

INFLAMAÇÕES EM MÚSCULOS E ARTICULAÇÕES – faça massagens ou compressas com arnica, aroeira.

FRAQUEZA MUSCULAR – faça massagens ou banhos de imersão com alecrim ou noz-moscada.

REUMATISMO (DOR) – faça massagens, compressas ou banhos com as seguintes essências: alecrim, alfazema, alho, arnica, aroeira, arruda, benjoim, camomila, cânfora, eucalipto, gengibre, hortelã, limão, louro, noz-moscada, orégano, pimenta.

INFLAMAÇÕES E NECROSES ÓSSEAS – faça massagens, banhos e compressas com mirra e camomila.

TENSÃO MUSCULAR – faça massagens ou banhos de imersão morno com as essências de alfazema, camomila, laranja.

TORCEDURAS E DISTENSÕES – faça massagens com cânfora.

Pele

ALERGIA E ECZEMA – aplique compressas de loção aquosa ou faça banhos de imersão com as seguintes essências: alecrim, alfazema, benjoim, jasmim, murta.

QUEDA DE CABELOS – faça massagens com óleo ou loção de alecrim, capim-cheiroso, gengibre.

FERIDAS (CICATRIZANTES) – aplique compressas de alecrim, aroeira, gengibre.

FURÚNCULOS, ÚLCERAS, ABSCESSOS – aplique uma pomada ou emplastro (nos furúnculos e abscessos) ou uma compressa (em úlceras) com as seguintes essências: alfazema, aroeira, benjoim, cânfora, eucalipto, limão, mirra, murta, rosa, sabugueiro.

PELE OLEOSA, CASPA – faça massagens com loção aquosa ou alcoólica de alecrim ou limão. Use as essências também em máscaras de limpeza.

FERIDAS INFECTADAS – aplique banhos ou compressas com essências de benjoim, cânfora, eucalipto, limão, mirra, murta, rosa, sabugueiro.

PELE SECA, ENVELHECIDA – faça massagens com cremes ou loções oleosas ou aplique máscaras nutritivas com essências de alfazema, benjoim, gengibre, jasmim, mirra, limão.

PELE IRRITÁVEL – sempre que precisar, aplique loção aquosa ou oleosa com essências de alface, benjoim, jasmim.

PICADAS DE INSETOS – aplique uma compressa de capim-cheiroso, erva-cidreira, eucalipto, limão.

QUEIMADURAS – aplique banhos ou compressas, com muito cuidado, de loção aquosa ou oleosa de alfazema ou camomila.

PELE CONGESTIONADA – faça massagens com as seguintes essências: alface, camomila, eucalipto, jasmim.

PELE GROSSA, CALOSA, RACHADA – faça massagens com óleo de gengibre e benjoim.

PARASITAS (SARNA, VERMES ETC.) E MICOSES (TINHA, FRIEIRA UNHEIRO ETC.) – faça massagens com óleo ou aplique tintura concentrada de alecrim, benjoim, mirra.

CONTUSÕES E HEMATOMAS – aplique compressas, faça banhos e massagens com essências de arnica, eucalipto, pimenta.

HEMORRAGIAS – aplique uma compressa fria com essência de aroeira ou rosa.

SUOR, MAU ODOR (PÉS, AXILAS ETC.) – aplique diariamente loção de benjoim.
INFLAMAÇÕES – aplique compressas ou faça banhos de imersão com as seguintes essências: jasmim, laranja, limão, pimenta, rosa, benjoim, camomila.
DOENÇAS ERUPTIVAS (SARAMPO ETC.) – tome poção de sabugueiro.

As Essências e os Chacras

❁ ❁ ❁

A aromaterapia é freqüentemente associada ao tratamento energético dos chacras, não com o objetivo de aliviar problemas específicos e imediatos, mas com o fim de melhorar o estado de equilíbrio geral, físico e psíquico do organismo como um todo. Nesse tipo de trabalho, as essências são aplicadas por meio de massagens nas áreas de tonificação de cada um dos chacras.

A escolha das essências usadas em cada chacra é feita com base na correspondência entre as principais afinidades da essência com o organismo e as funções psicossomáticas do chacra. Existem algumas correspondências tradicionais, testadas por profissionais europeus e americanos que já trabalham há muito tempo com essa técnica; mas como neste livro introduzi várias essências que esses autores não experimentaram, precisei deduzir, com base nas informações disponíveis na literatura, as possíveis relações entre essas novas essências e os chacras.

A palavra chacra, de origem hindu, significa roda e designa os turbilhões de energia criados em determinados pontos do nosso organismo pela grande atividade de certas estruturas. Os chakras maiores, que são sete, localizam-se ao longo da coluna vertebral, em pontos de acúmulo de estruturas dos sistemas nervoso e endócrino.

Mas existem chacras menores, formados pela atividade de todos os órgãos internos, dos acúmulos de terminações nervosas (como ocorre nos órgãos dos sentidos, na palma das mãos e na sola dos pés), nos pontos de maior atividade dos músculos e nas articulações.

Toda essa energia gerada pelo funcionamento de todas as estruturas do organismo forma um grande campo energético que recebe o nome tradicional de aura. Esse campo não é homogêneo, mas, da mesma forma que a luz, é formado por faixas de energia com freqüências (velocidades de vibração) diferentes, correspondentes às faixas de freqüência de cada uma das cores que compõem a luz visível. As pesquisas demonstraram que cada uma dessas faixas é gerada por um tipo de atividade diferente (orgânica, emocional, intelectual) e tem afinidade com a faixa de freqüência em que vibra a energia de um dos chacras. Dessa forma, pode-se deduzir que o equilíbrio e a energização de um determinado chacra vai influenciar todas as funções corporais e psíquicas sintonizadas com a faixa de energia gerada por ele.

A escolha do chacra, que deve ser equilibrado e energizado, é feita em função dos sintomas físicos e emocionais que a pessoa possa apresentar. O conhecimento detalhado das funções ligadas a cada chacra exige um estudo bem extenso, que não caberia neste livro; por isso, darei apenas uma idéia geral das características mais marcantes que deve apresentar uma pessoa na qual cada chacra esteja desequilibrado. De modo geral, quando o chacra estiver enfraquecido, perdendo energia, a pessoa apresentará sintomas emocionais; quando o chacra estiver sobrecarregado, ocorrerão mais sintomas orgânicos. No primeiro caso, o tratamento deve ser feito com as essências estimulantes; no segundo, com as essências calmantes. Se o chacra estiver sobrecarregado, faça a massagem no sentido dos ponteiros do relógio. Estimulando a orientação do campo energético neste sentido, a energia passará a fluir para fora do corpo. Ao contrário, se o chacra precisar ser carregado, massageie no sentido contrário ao dos ponteiros do relógio; a energia fluirá para dentro do corpo.

Chacra Básico

Está localizado na parte mais baixa da pelve, abrindo-se para o períneo. Sua origem é a energia gerada por plexos nervosos localizados junto ao final da espinha; por esses plexos, o chacra influencia o funcionamento dos órgãos reprodutores e do final dos sistemas excretores (uretra e ânus), além de coordenar o funcionamento das pernas. Do ponto de vista mais geral, está ligado ao esqueleto e, por extensão, ao sangue e à vitalidade geral. Do ponto de vista psicológico, está ligado a vontade, agressividade e coragem.

DISTÚRBIOS PSÍQUICOS: agressividade ou medo.
DISTÚRBIOS FÍSICOS: anemia, debilidade geral.
FUNÇÕES ENERGÉTICAS (MERIDIANOS): armazenamento de energia (vaso da concepção e vaso governador).
ESSÊNCIA ESTIMULANTE: cravo-da-índia.
ESSÊNCIA CALMANTE: laranja.
LOCAL DE APLICAÇÃO: cóccix (final da espinha) e baixo ventre (área da pelve).

Chacra Umbilical

Também chamado de Sacro, localiza-se no meio da barriga, abaixo do umbigo. Sua origem é a energia gerada pelas glândulas sexuais (ovários ou testículos) e pelos nervos que saem da espinha na parte final da medula; dessa forma, este chacra influencia as funções sexuais e reprodutoras, além de reger as funções de filtração e reabsorção dos sistemas excretores. Do ponto de vista mais geral, atua sobre o funcionamento dos músculos, tanto dos membros quanto das vísceras. Do ponto de vista psicológico, está ligado à vida emocional: sua saída frontal (na barriga) refere-se à capacidade de se entregar e receber amor, enquanto a dorsal (na área lombar) está mais ligada à impulsividade, a dar paixão.

DISTÚRBIOS PSÍQUICOS: obsessividade, ressentimento.
DISTÚRBIOS FÍSICOS: problemas de reprodução, intoxicação.
FUNÇÕES ENERGÉTICAS (MERIDIANOS): desintoxicação (intestino grosso, fígado).
ESSÊNCIA ESTIMULANTE: arruda.
ESSÊNCIA CALMANTE: capim-cheiroso.
LOCAL DE APLICAÇÃO: meio do ventre e área correspondente nas costas.

Chacra Solar

Está localizado na parte mais alta da barriga, logo abaixo do ângulo das costelas, no local chamado de *boca do estômago*. Sua origem é a energia gerada pelo plexo solar (um grande centro nervoso ligado a todas as vísceras abdominais) e pelos órgãos da região: estômago, baço, pâncreas, fígado e rins. Do ponto de vista mais geral, é o centro de filtragem e análise de tudo que é absorvido pelo organismo: o início da digestão, a produção e destruição do sangue, o controle dos combustíveis. Do ponto de vista psicológico, é o centro das funções intelectuais de aprendizagem e comunicação, respectivamente em suas saídas frontal e dorsal.

DISTÚRBIOS PSÍQUICOS: ansiedade, lapsos mentais.
DISTÚRBIOS FÍSICOS: problemas digestivos e urinários, diabetes.
FUNÇÕES ENERGÉTICAS (MERIDIANOS): controle de nutrientes (baço-pâncreas e estômago).
ESSÊNCIA ESTIMULANTE: alfazema.
ESSÊNCIA CALMANTE: capim-limão.
LOCAL DE APLICAÇÃO: área do estômago, na frente e nas costas.

Chacra Cardíaco

Está localizado bem na área do coração. Sua origem é a energia gerada pelo coração, pelos pulmões e pelas estruturas nervosas da área. Influencia o funcionamento dos aparelhos circulatório e respiratório, além de reger o sistema imunitário por meio do timo (glândula situada sobre o coração). Do ponto de vista mais geral, liga-se à capacidade de sintonizar física e psicologicamente com os outros (reconhecer o que é próprio ou não). Do ponto de vista psicológico, está ligado ao amor mais impessoal, à capacidade de doação e, por extensão, à atividade de cura. Pela frente fala da receptividade; pelas costas, da capacidade de agir no mundo.

DISTÚRBIOS PSÍQUICOS: desorientação, pânico ou torpor.
DISTÚRBIOS FÍSICOS: problemas cardiovasculares e pulmonares.
FUNÇÕES ENERGÉTICAS (MERIDIANOS): aparelho cardiovascular (coração e circulação-sexo).
ESSÊNCIA ESTIMULANTE: canela.
ESSÊNCIA CALMANTE: jasmim.
LOCAL DE APLICAÇÃO: área do coração, na frente e nas costas.

Chacra Laríngeo

Está localizado no pescoço. Sua origem é a energia gerada pelo funcionamento da tireóide, das vias respiratórias, da fala e de núcleos nervosos da região. No plano mais geral, está ligado ao nível de atividade total do organismo, pelo controle dos hormônios e pelo metabolismo de vários minerais importantes. Influencia a capacidade de absorver ar e alimento e de expelir ar e palavras. Do ponto de vista psicológico, liga-se à capacidade de assumir responsabilidade pela própria vida, por meio dos atos de aceitar (absorver) o que entra e se expressar.

DISTÚRBIOS PSÍQUICOS: bloqueio de atenção e de criatividade.
DISTÚRBIOS FÍSICOS: baixa imunidade, sensibilidade a infecções.
FUNÇÕES ENERGÉTICAS (MERIDIANOS): capacidade de absorção (triplo aquecedor e intestino delgado).
ESSÊNCIA ESTIMULANTE: eucalipto.
ESSÊNCIA CALMANTE: erva-cidreira.
LOCAL DE APLICAÇÃO: garganta e nuca.

Chacra Frontal

Está localizado na região da base do cérebro, com saídas para o meio da testa (entre as sobrancelhas) e para a parte de trás do crânio. Sua origem é a energia gerada pelos núcleos da base do cérebro (tálamo), pelo hipotálamo (onde fica a hipófise), a ponte e o cerebelo. Assim, pelo lado da frente, ele se liga aos sentidos (visão, tato etc.) e às respostas corporais às emoções; pelo lado dorsal, ao equilíbrio. Do ponto de vista mais geral, coordena a ligação entre as funções orgânicas, as emoções e a consciência; do ponto de vista psicológico, é a ligação entre impulsos inconscientes e coordenação consciente das ações.

DISTÚRBIOS PSÍQUICOS: arrogância, alienação.
DISTÚRBIOS FÍSICOS: voracidade, dependência de drogas.
FUNÇÕES ENERGÉTICAS (MERIDIANOS): resposta a estímulos (pulmão, vesícula biliar).
ESSÊNCIA ESTIMULANTE: limão.
ESSÊNCIA CALMANTE: camomila.
LOCAL DE APLICAÇÃO: testa e têmporas.

Chacra Coronário

Está localizado na área do córtex cerebral. Sua origem é a energia gerada pelo funcionamento do cérebro: toda a recepção sensorial, as áreas de integração de informações, de pensamento, memória e controle dos movimentos voluntários. Do ponto de vista mais geral, está ligado à integração de todos os aspectos do indivíduo. Do ponto de vista psicológico, rege a espiritualidade, a consciência do Eu e a ligação com o Todo além do indivíduo.

DISTÚRBIOS PSÍQUICOS: hipersensibilidade, obsessões.

DISTÚRBIOS FÍSICOS: problemas neurológicos, sensoriais e psíquicos.

FUNÇÕES ENERGÉTICAS (MERIDIANOS): pontos de controle geral (rim, bexiga).

ESSÊNCIA ESTIMULANTE: pimenta.

ESSÊNCIA CALMANTE: rosa.

LOCAL DE APLICAÇÃO: alto da cabeça.

Receituário

❀ ❀ ❀

As receitas apresentadas a seguir são apenas sugestões de modos de combinar as essências. Muitas delas foram adaptadas de fórmulas oficinais de antigos livros de medicina, como o Formulário do Dr. Chernoviz, muito utilizado no final do século XIX e início do século XX. Procurei eliminar das fórmulas originais produtos não relacionados com a aromaterapia e, principalmente, produtos perigosos, e cujo uso deve ser supervisionado por médico. Portanto, você pode experimentar essas receitas sem medo; depois que se familiarizar com elas, poderá começar a criar suas próprias fórmulas aromaterápicas.

Vermute Digestivo

vinho branco – 1 litro
canela – 12 g
flor de sabugueiro – 12 g
casca de laranja – 24 g
cravo – 8 g
erva-doce – 20 g
noz-moscada – 4 g
Macerar por 8 dias e coar.
Tomar aos cálices, como aperitivo.

Mel Calmante

mel –100g
tintura de alface – 10 ml
água de laranja – 20 ml
Misturar bem.
Tomar uma colher de sopa 2 a 4 vezes ao dia para aliviar a tosse.

Colírio Antisséptico

água de alfazema – 100 ml
bórax – 1 g
Misturar bem.
Usar diariamente em conjuntivites crônicas.

Linimento Vermífugo

óleo vegetal – 45 ml
alho socado – 2 dentes
álcool canforado – 25 ml
Misturar triturando bem o alho.
Usar para massagear o ventre, principalmente de crianças pequenas com cólicas causadas por vermes.

Pó Aperitivo

erva-doce – 10 g
casca de laranja – 5 g
canela – 5 g
açúcar – 10 g
Moer os ingredientes e misturar bem.
Usar uma colher de café em uma xícara de água quente, 2 vezes ao dia, para combater falta de apetite e gases.

Bálsamo Tranqüilo (*Simplificado*)

óleo vegetal – 1 litro
tintura de alecrim – 10 ml
tintura de arruda – 10 ml
tintura de hortelã – 10 ml
tintura de cânfora – 10 ml
Misturar muito bem.
Usar para massagens em dores reumáticas e de outras origens.

Tintura Balsâmica (Adaptada)

casca de aroeira – 10 g
folhas de alecrim – 20 g
mirra – 10 g
benjoim – 20g
álcool – 500 ml
Triture os ingredientes e deixe macerando no álcool por 8 dias. Coe espremendo e filtre.
Use em compressas para cicatrizar ferimentos.

Óleo Canforado

óleo de camomila – 90 ml
cânfora – 10 g
Triture a cânfora e dissolva em um pouco de álcool. Junte o óleo.
Use para massagens em casos de reumatismo.

Sabão Canforado

sabão – 80 g
cânfora – 80g
tintura de alfazema – 5 ml

tintura de alecrim – 5 ml
álcool – 700 ml
Triture a cânfora e dissolva nas tinturas. Dissolva o sabão no álcool em banho-maria e junte às tinturas.
Use em massagens para dores reumáticas, contusões etc.

Tintura Aromática

canela em pó – 100 g
cravo em pó – 40 g
gengibre em pó – 20 g
álcool – 1 litro
Macerar por 10 dias. Coar espremendo e filtrar.
Usar como poção estimulante, aperitiva e tônica.

Xarope Tônico

noz-moscada moída – 100 g
cravo moído – 60 g
açúcar – 100 g
água de rosas – 100 ml
Misture bem, fazendo uma pasta.
Use uma colher de sopa em uma xícara de água quente, 2 a 3 vezes ao dia, como estimulante.

Vinagre Aromático

tintura vulnerária – 125 ml
vinagre branco – 875 ml
Misturar e filtrar.
Usar em fricções ou aspirar em desmaios, como estimulante e antiespasmódico.

Tintura Vulnerária

erva-cidreira – 100 g
hortelã – 100 g
orégano – 100 g
alecrim – 100 g
arruda – 100 g
arnica – 100g
alfazema – 100 g
álcool – 1 litro
Macerar por 3 dias e filtrar.
Usar interna ou externamente contra contusões, pancadas, quedas etc.
OBSERVAÇÃO: as quantidades dadas acima correspondem às ervas frescas. Se usar ervas secas, divida o peso por 3.

Poção Calmante

tintura de laranja – 50 ml
tintura de capim-limão – 50 ml
tintura de noz-moscada – 50 ml
Misturar bem.
Usar para tensão nervosa, cólicas, espasmos musculares etc.

Água Peitoral

água de laranja – 1 litro
tintura de limão – 10 ml
tintura de alface – 10 ml
tintura de capim-cheiroso – 10 ml
tintura de murta – 10 ml
Misturar bem.
Tomar aos cálices 3 a 4 vezes ao dia contra tosses espasmódicas.
OBSERVAÇÃO: se estiver precisando eliminar catarro, não use esta poção, que bloqueia a tosse. Se precisar muito, use-a somente à noite.

Elixir de Melissa Composto

erva-cidreira – 200 g
casca de limão – 50 g
canela – 20 g
cravo – 20 g
noz-moscada – 20 g
álcool – 1 litro
Triturar tudo, macerar por 5 dias e filtrar.
Usar 5 ml em água como calmante e antiespasmódico.

Tintura Cordial

tintura de hortelã – 60 ml
tintura de laranja – 60 ml
tintura de pimenta – 30 ml
tintura de canela – 30 ml
tintura de alecrim – 30 ml
tintura de cânfora – 30 ml
Misturar bem.
Usar 5 ml em água como tônico e antiespasmódico, principalmente para palpitações no peito etc.

Poção Cordial

vinho – 1 garrafa
casca de laranja – 200 g
canela – 50 g
benjoim – 50 g
alecrim – 50 g
cânfora – 5 g
Triturar tudo, macerar por 5 dias e filtrar.
Tomar um cálice, quando necessário, para palpitações, opressão no peito, digestão difícil etc.

Linimento Neurotônico

óleo vegetal – 350 ml
noz-moscada – 15 g
cravo – 15 g
alecrim – 30 g
cânfora – 15 g
Triturar tudo e misturar.
Usar em fricções locais para auxiliar o tratamento de paralisias e, ao longo da coluna, contra a fraqueza geral.

Elixir Canforado

cânfora – 5 g
erva-doce – 20 g
camomila – 20 g
álcool – 500 ml
Triturar tudo, macerar por 7 dias e filtrar.
Usar uma colher de chá em água contra cólicas.

Elixir Calmante

alface – 20 g
capim-cheiroso – 20 g
erva-cidreira – 20g
casca de laranja – 20 g
álcool – 500 ml
Triturar tudo, macerar por 7 dias e filtrar.
Tomar uma colher de chá em água para dor de cabeça e tensão.

Pó Estomáquico

gengibre moído – 1 colher de sobremesa mal cheia
camomila – 1 colher de chá

Triturar tudo junto.
Usar uma hora antes do jantar, misturado em água, como aperitivo e tônico estomacal.

Tintura Odontálgica

álcool – 20 ml
cânfora – 5 g
cravo – 5 g
Triturar, macerar por 5 dias e filtrar.
Aplicar com algodão em dentes e gengivas doloridos.

Tintura Anti-hemorrágica

aroeira – 30g
rosas vermelhas – 10 g
arnica – 30g
hortelã – 15 g
alecrim – 15 g
álcool – 1 litro
Triturar tudo, macerar por 1 semana e filtrar.
Usar interna ou externamente (como elixir, banho, compressa) contra hemorragias, inclusive pulmonares e digestivas.

Poção Vermífuga

tintura de arruda – 25 ml
água de hortelã – 100 ml
suco de limão – 50 ml
Misturar tudo.
Administrar 1 colher de sopa de meia em meia hora.

Poção Purgante

alecrim – 50 g
boldo – 50 g
laranja – 50 g
água fervendo – 1 litro
Misturar tudo e deixar descansar por meia hora.
Tomar em doses fracionadas ao longo do dia.

Vinho Diurético

capim-limão – 10 g
gengibre – 10 g
sabugueiro – 10 g
alecrim – 10 g
erva-doce – 10 g
vinho branco – 1 garrafa
Triturar bem, macerar por 1 semana e filtrar.
Tomar 1 a 2 cálices por dia em casos de retenção de urina e inchação.

Bálsamo Estimulante

eucalipto – 50 g
arruda – 50 g
mirra – 10 g
louro – 10 g
gengibre – 5 g
canela – 5 g
cravo – 5 g
orégano – 5 g
álcool – 500 ml
Triturar tudo, macerar por 7 dias e filtrar.
Usar interna e externamente (poção, banho, massagem) como estimulante.

Linimento para Olhos Cansados

bálsamo estimulante – 15 ml
tintura de alecrim – 15 ml
Misturar bem.
Aplicar em fricções em torno das órbitas.

Linimento Anti-rreumático

bálsamo estimulante – 15 ml
tintura de alfazema – 15 ml
Misturar bem.
Aplicar em fricções nas áreas doloridas.

Poção Calmante

talo de alface – 2 g
capim-limão – 5 g
folha de laranja – 2 g
água fervendo – 300 ml
Misturar e deixar repousar por meia hora.
Tomar aos cálices.

Vinagre Antisséptico

hortelã – 15 g
alecrim – 15 g
arruda – 15 g
alfazema – 15 g
canela – 2 g
cravo – 2 g
noz-moscada – 2 g
alho – 2 g
cânfora – 4 g

vinagre branco – 1 litro
Triturar tudo, macerar por 10 dias e filtrar.
Dar a cheirar em desmaios e usar em fricções como excitante e antisséptico.

Instilação Antisséptica

tintura de hortelã – 10 ml
tintura de eucalipto – 15 ml
cânfora – 20 mg
água destilada – 150 ml
bórax – 6 mg
Misturar bem.
Usar 2 a 4 vezes ao dia em otites e rinites catarrais.

Inalação Antisséptica

tintura de hortelã – 2 ml
tintura de benjoim – 5 ml
tintura de eucalipto – 5 ml
água fervente – 200 ml
Misturar na hora de usar.
Fazer a inalação 4 vezes ao dia.

Composto Relaxante

tintura de camomila – 2 ml
tintura de laranja – 2 ml
tintura de rosa – 2 ml
tintura de capim-cheiroso – 4 ml
tintura de alfazema – 4 ml
Misturar tudo.
Usar para um banho ou uma massagem.

Composto Estimulante

tintura de hortelã – 3 ml
tintura de pimenta – 3 ml
tintura de alecrim – 4 ml
Misturar tudo.
Usar para um banho ou uma massagem.

Composto Refrescante

tintura de limão – 5 ml
tintura de alfazema – 5 ml
tintura de hortelã – 5 ml
Misturar tudo.
Usar para um banho ou uma massagem.

Loção Curativa

tintura de limão – 10 ml
tintura de eucalipto – 5 ml
tintura de mirra – 5 ml
tintura de alfazema – 10 ml
Misture tudo.
Aplique com algodão em ferimentos e úlceras, ou dilua em água para fazer compressas ou banhos nos mesmos casos.

Água Suavizante para os Olhos

erva-doce – 15g
sabugueiro – 15 g
arruda – 15 g
benjoim – 30 g
água – 300 ml
Ferver tudo, deixar repousar por meia hora e filtrar.
Usar para banhar os olhos.

Ungüento contra Rachaduras

sabugueiro – 30 g
rosas – 30 g
óleo vegetal – 100 ml
Macerar a quente a filtrar.
Usar em massagens para cicatrizar rachaduras a fissuras na pele.

Banho Afrodisíaco

tintura de jasmim – 5 ml
tintura de laranja – 5 ml
tintura de capim-cheiroso – 5 ml
óleo vegetal – 30 ml
Misturar tudo na hora de usar.
Usar para um banho ou uma massagem.

Óleo Emoliente

louro – 10 g
cravo – 5 g
limão – 10 g
arruda – 5 g
rosas – 2 g
óleo vegetal – 150 ml
Triturar tudo e macerar a quente. Filtrar.
Use para suavizar a pele.

Água de Colônia

tintura de tangerina – 100 ml
tintura de laranja – 50 ml
tintura de alecrim – 50 ml
tintura de cravo – 10 ml

tintura de benjoim – 10 ml
Misturar tudo e deixar amadurecer por uma semana.
Usar como perfume e como base para outros compostos.

Água de Cheiro

tintura de jasmim – 20 ml
tintura de capim-cheiroso – 40 ml
tintura de cravo – 40 ml
tintura de laranja – 25 ml
tintura de limão – 25 ml
tintura de alecrim – 150 ml
tintura de benjoim – 10 ml
Misturar tudo e deixar amadurecer por uma semana.
Usar como perfume corporal ou para banho relaxante.

Água Inglesa

casca de limão – 20 g
casca de laranja – 20 g
orégano – 20 g
alecrim – 20 g
álcool – 500 ml
Picar tudo, macerar por uma semana e filtrar.
Usar como perfume ou loção tônica para a pele.

Xampu Cicatrizante

sabão de coco – 1 tablete
água – 500 ml
tintura de laranja – 2 colheres de café
tintura de arnica – 1 colher de café
tintura de aroeira – 1 colher de café
Dissolver o sabão na água e misturar as tinturas.
Usar para lavar pele e cabelos com eczema, caspa, irritações, furúnculos, acne.

Xampu contra Oleosidade

sabão de coco – 1 tablete
água – 500 ml
tintura de alecrim – 1 colher de café
tintura de limão – 1 colher de café
tintura de aroeira – 1 colher de café
Dissolver o sabão na água e misturar as tinturas.
Usar para lavar pele e cabelos oleosos.

Xampu Umectante

sabão de lanolina – 1 tablete
água – 500 ml
tintura de benjoim – 1 colher de café
tintura de jasmim – 1 colher de café
tintura de gengibre – 1 colher de café
Dissolver o sabão na água e misturar as tinturas.
Usar para lavar pele e cabelos secos.

Loção Amaciante para a Pele

água de rosas – 100 ml
tintura de benjoim – 5 ml
glicerina – 15 ml
Misturar bem.
Usar diariamente após o banho.

Loção Desodorante

água de colônia – 250 ml
bórax – 5 g
Misturar bem.
Passar com algodão nas axilas e nos pés.

Loção contra Olheiras

tintura de rosas – 15 ml
tintura de alecrim – 15 ml
água destilada – 500 ml
Misturar bem.
Usar em compressas sobre as pálpebras.

Loção Fortificante para os Cabelos

tintura de pimenta – 20 ml
água de colônia – 80 ml
Misturar bem.
Usar para massagear o couro cabeludo.

Creme Nutritivo

creme básico – 200 g
tintura de alfazema – 100 ml
tintura de eucalipto – 100 ml
tintura de benjoim – 5 ml
Misturar bem.
Usar pela manhã, para proteger a pele durante o dia.

Óleo Tonificante

orégano – 10 g
alecrim – 10 g
camomila – 10g
óleo vegetal – 60 ml
Macerar por uma semana e filtrar.
Usar em massagens sobre pele ressecada.

Loção Antisséptica

tintura de alecrim – 2 ml
tintura de benjoim – 1 ml
água de rosas – 10 ml
óleo de amêndoas – 10 ml
Misturar bem.
Usar para limpeza de pele seca.

Loção Adstringente

tintura de aroeira – 5 ml
cânfora – 1 pastilha
óleo vegetal – 10 ml
água de rosas – 15 ml
Triturar a cânfora e misturar tudo.
Usar na pele oleosa, após a limpeza, para fechar os poros.

Loção Rejuvenescedora

óleo vegetal – 30 ml
tintura de alfazema – 2 ml
tintura de orégano – 2 ml
tintura de limão – 2 ml
tintura de alecrim – 2 ml
Misturar bem.
Usar diariamente em peles envelhecidas.

Massagem Repousante

óleo vegetal – 30 ml
tintura de alfazema – 1 ml
tintura de hortelã – 1 ml
tintura de limão – 1 ml
Misture bem.
Usar para uma massagem após o banho.

Massagem para Celulite

óleo vegetal – 30 ml
tintura de alecrim – 1 ml
tintura de alfazema – 1 ml
tintura de erva-doce – 1 ml
Misture bem.
Usar diariamente após o banho nas áreas com celulite.

Leite de Rosas

sabão de coco picado – 1 colher de sopa
tintura de rosas – 10 ml
tintura de benjoim – 1 ml
água de rosas – 200 ml
Dissolver o sabão na água e juntar as tinturas.
Usar para limpeza de peles oleosas.

Óleo Calmante

tintura de capim-limão – 5 ml
tintura de murta – 5 ml
tintura de laranja – 5 ml
tintura de benjoim – 5 ml
óleo vegetal – 40 ml
Misturar bem.
Usar em massagens para acalmar e descongestionar a pele.

Loção Calmante

tintura de noz-moscada – 50 ml
tintura de capim-cheiroso – 50 ml
tintura de laranja – 50 ml

tintura de benjoim – 10 ml
água de rosas – 100 ml
Misturar bem.
Use como perfume, em banhos ou massagens.

Banho Tranqüilizante

tintura de laranja – 5 ml
tintura de capim-cheiroso – 5 ml
tintura de rosa – 2 ml
tintura de erva-cidreira – 2 ml
Misturar bem.
Usar em banho contra insônia.

Composto Antigripal

tintura de murta – 5 ml
tintura de eucalipto – 5 ml
tintura de hortelã – 5 ml
tintura de benjoim – 2 ml
tintura de mirra – 2ml
Misturar bem.
Usar em inalação, banho, massagem ou poção descongestionante.

Poção Estomacal

tintura de camomila – 2 ml
tintura de noz-moscada – 1 ml
tintura de rosa – 1 ml
tintura de hortelã – 1 ml
Misturar bem.
Usar contra gastrite e azia.

Poção contra Insônia por Apatia ou Depressão

tintura de alecrim – 2 ml
tintura de canela – 2 ml
tintura de jasmim – 2 ml
tintura de rosa – 2 ml
Misturar bem.
Tomar pela manhã e, se sentir necessidade, repetir na hora do almoço.

Poção contra Insônia por Exaustão

tintura de alface – 3 ml
tintura de benjoim – 3 ml
tintura de noz-moscada – 3 ml
Misturar bem.
Usar em poção ou massagem à noite.

Poção contra Insônia por Estresse

tintura de alface – 2 ml
tintura de capim-limão – 2 ml
tintura de murta – 2 ml
tintura de laranja – 2 ml
Misturar bem.
Tomar 3 a 4 vezes ao dia.

Bochecho Antisséptico

tintura de hortelã – 20 ml
tintura de eucalipto – 20 ml
tintura de benjoim – 5 ml

tintura de canela – 5 ml
tintura de arruda – 5ml
Misturar bem.
Aplicar com algodão em aftas e outras inflamações bucais.
Usar também em bochecho, gargarejo ou inalação.

Linimento Antiinflamatório

tintura de arruda – 5 gotas
tintura de cânfora – 5 gotas
tintura de hortelã – 5 gotas
tintura de pimenta – 5 gotas
tintura de alecrim – 5 gotas
tintura de alfazema – 5 gotas
óleo vegetal – 30 ml
Misturar bem.
Usar em massagem em artrite inflamatória, reumatismo, contusões, entorses e inflamações musculares.

Linimento Anticatarral

tintura de eucalipto – 20 ml
tintura de noz-moscada – 10 ml
tintura de hortelã – 20 ml
tintura de cânfora – 10 ml
óleo vegetal – 100 ml
Misturar bem.
Usar em inalações e em massagens no peito, costas, garganta e face (junto ao nariz), em gripe, sinusite, resfriado e bronquite.

Poção Hepática

tintura de boldo – 10 gotas
tintura de limão – 10 gotas
tintura de alecrim – 10 gotas
água quente – 1 xícara

Misturar tudo e esperar um pouco para que o álcool evapore.
Tomar 2 a 4 vezes ao dia para estimular fígado e vesícula e auxiliar no tratamento de cálculos biliares.

Banho Anti-hemorroidário

tintura de arruda – 10 ml
tintura de mirra – 10 ml
tintura de pimenta – 10 ml
tintura de limão – 10 ml
água quente – 5 litros
Misturar na hora de usar.
Usar em banhos de assento e compressas.

Poção Renal

tintura de murta – 10 gotas
tintura de erva-doce – 20 gotas
tintura de gengibre – 10 gotas
água quente – 1 xícara
Misturar tudo.
Usar em cólicas renais, cálculos, problemas de bexiga.

Desinfetante para a Casa

tintura de eucalipto – 2 colheres de sopa
água comum – 1 bacia
Misturar.
Molhar pano e passar no chão, louças sanitárias etc.
OBSERVAÇÃO: a tintura de eucalipto também pode ser borrifada pura no chão e espalhada com um pano úmido.

Aromatizador de Ambientes

tintura que desejar – poucas gotas
papel (higiênico, guardanapo, toalha) – um pedacinho
Use a tintura pura ou o papel molhado.
Coloque sobre uma lâmpada ou a cobertura de uma luminária que fique bem próxima à lâmpada (para que fique bem quente). Ao acender a lâmpada, o calor fará a essência evaporar, perfumando o ambiente. Eucalipto, benjoim, mirra têm efeito desinfetante; outras são estimulantes ou calmantes, conforme seus efeitos principais.

Lembretes Finais

❁ ❁ ❁

Para criar suas próprias fórmulas, você deve seguir dois critérios básicos. O primeiro diz respeito aos efeitos que você quer obter. Para escolher uma boa combinação de essências, decida primeiro o que você deseja. Por exemplo, para tratar uma infecção catarral, você deve combinar um antisséptico, um descongestionante e um expectorante. Para o mau hálito, use um desinfetante local e um relaxante para o estômago. Para feridas, combine um antisséptico com um cicatrizante e, conforme a necessidade, um anti-hemorrágico ou um rubefaciente (para acelerar a drenagem do local). Depois de saber o que pretende, procure as essências adequadas na lista de indicações terapêuticas. Se for possível, você pode aproveitar uma mesma essência para mais de um efeito.

O segundo critério refere-se ao tempo de ação das essências. Nas informações sobre as plantas aromáticas, você encontra o dado "evaporação". As essências de evaporação rápida são as que aparecem primeiro; nos perfumes, são as que dão a primeira impressão sobre o aroma. Costumam ser marcantes porque o ar fica rapidamente cheio de vapores da essência. Já as de evaporação lenta custam a aparecer mas, em compensação, podem perdurar por anos. Nos perfumes, algumas dessas essências são usadas como fixadores. Na aromaterapia, as essências de evaporação rápida começam a agir rapidamente, mas seu efeito dura pouco; as de evaporação lenta demoram a agir, mas seu efeito se mantém por muito tempo. Para planejar suas misturas, você pode usar esta informação da seguinte forma: se quiser apenas um efeito imediato, use essências de evaporação rápida; se quiser tratar um problema crônico, prefira as de evaporação lenta; se precisar que o medicamento comece a agir rapidamente e que a ação se mantenha por algum tempo, combine essências de evaporação rápida e lenta que façam o mesmo efeito.

A respeito das doses apresentadas nas fórmulas, as quantidades pequenas referem-se a doses unitárias do medicamento; quantidades maiores referem-se a quantidades que devem ser fracionadas.

Seja cauteloso em relação a suas experiências com as essências. Prefira usar um pequeno número de produtos que você conheça bem e saiba como usar, em vez de ficar testando todas as novidades não comprovadas de que possa ouvir falar. Com o tempo, você poderá ir ampliando seu acervo de remédios, mas sempre procurando informar-se bem a respeito deles.

Anote todas as receitas que criar, com as quantidades exatas de todas as substâncias que usou. Assim, das próximas vezes em que precisar de uma fórmula para o mesmo problema, não precisará perder o tempo de procurar nas listas e escolher as essências. Com o tempo, você poderá vir a ter um grande caderno de receitas que poderá ser útil para toda a família.

Aprenda a conhecer seu organismo e o das pessoas que você pretende medicar. A diferença entre a automedicação nociva e o controle sobre a própria saúde está exatamente na percepção que você tem do funcionamento normal e dos distúrbios que ocorrem em seu corpo. Desenvolvendo essa sensibilidade, você será capaz de saber o que fazer para resolver os problemas simples e quando será necessário buscar ajuda especializada.

Se quiser, você pode usar as essências para tratar da saúde de animais. Neste caso, entretanto, dois cuidados são absolutamente indispensáveis: em primeiro lugar, use sempre as doses mínimas dos medicamentos. Cães pequenos, gatos etc. têm um peso corporal equivalente ao de uma criança bem pequena. Em segundo lugar, antes de usar esses medicamentos, consulte SEMPRE o veterinário. Alguns animais, como os cães, têm uma reação aos medicamentos semelhante à do organismo humano; outros, como os gatos, têm reações diferentes, e é sempre bom se informar com um especialista antes de correr o risco de intoxicar seu bichano. Lembre-se também de que cães e gatos se lambem assim que sentem algo estranho sobre o pêlo; não use remédios que possam intoxicá-los por via oral. Por outro lado, passar o remédio no seu pêlo pode ser uma boa forma de "enganar" seu bichinho e obrigá-lo a ingerir o medicamento sem brigas. Você também pode fazer uma inalação para o animal, aproveitando um momento em que ele esteja descansando em lugar acessível; cuide apenas para não deixar o recipiente com água fervente numa posição em que o animal possa se queimar.

ANEXO

Correspondência Entre Medidas Farmacêuticas e Medidas Caseiras

❀ ❀ ❀

LÍQUIDOS:
1 ml = 20 gotas ou pouco menos de 1/2 colher de café.
2,5 ml = 1 colher de café.
5 ml = 1 colher de chá.
10 ml = 1 colher de sobremesa.
15 ml = 1 colher de sopa.
50 ml = 1 copinho de aperitivo ou xícara de café.
150 ml = 1 copo pequeno.
200 ml = 1 copo comum ou xícara de chá.
250 ml = 1 copo longo ou xícara grande.

CREMES:
100 g = 7 colheres de sopa.

SECOS:
1 colher de café = 4 g de raízes ou 2 g de folhas.
1 colher de sopa = 1 g de pó de ervas secas, 5 g de folhas secas ou 10 g de raízes.
1 punhado = 10 g de ervas frescas, 36 g de ervas secas ou 50 g de sementes.
1 pitada = 2 g de flores ou sementes.
OBSERVAÇÃO: Estas quantidades são mais ou menos equivalentes, pois a erva seca, perdendo água, condensa os princípios ativos

Bibliografia

❀ ❀ ❀

CHERNOVIZ, Napoleão. *Formulário*. 13ª edição. Paris: A. Roger e F. Chernoviz, 1888.
COIMBRA, Raul. *Notas de Fitoterapia*. Rio de Janeiro: Laboratório clínico Silva Araújo, 1942.
COSTA, Aloísio Fernandes. *Farmacognosia*. 5ª edição. Lisboa: Fundação Calouste Gulbenkian, 1994. (2 V.)
D'ANGINA, Rosina. *Beleza natural: saúde e beleza com produtos naturais*. São Paulo: Ícone, 1992.
PRICE, Shirley. *Guia prático de aromaterapia: como usar os óleos essenciais para ter saúde e vitalidade*. Tradução: Bernadette Siqueira Abrão. 2ª ed. São Paulo: Siciliano, 1991.
SANTOS, Cid Aimbiré de Moraes; Torres, Kátia Regina; Leonart, Rubens. *Plantas medicinais: herbarium, flora et scientia*. São Paulo: Ícone; Curitiba: Scientia et Labor, 1988.
TISSERAND, Robert. *A arte da aromaterapia*. Tradução: Marcello Borges. 13ª ed. São Paulo: Roca, 1993.

Sobre a Autora

❂ ❂ ❂

Eneida Duarte Gaspar, nascida na cidade do Rio de Janeiro no ano de 1950, fez o Curso Normal do Instituto de Educação entre os anos de 1966 e 1968, e cursou a Faculdade de Medicina da Universidade do Estado do Rio de Janeiro entre 1970 e 1975. Durante esse período, sua experiência profissional incluiu o magistério em escolas públicas do então Estado da Guanabara e estágios em pesquisa e ensino no Departamento de Medicina Social da mesma universidade.

Depois de formada, fez curso de pós-graduação na Escola Nacional de Saúde Pública da Fundação Oswaldo Cruz, onde trabalhou por vários anos como pesquisadora do Departamento de Epidemiologia, participando de pesquisas, cursos e atividades comunitárias.

Abandonando a carreira acadêmica em 1984, passou a estudar técnicas alternativas de cuidados de saúde. Fez curso de formação em Bioenergética e passou a oferecer cursos, atividades de grupo e orientação individual sobre assuntos como alimentação, consciência corporal, cromoterapia, cura por auto-sugestão, autoconhecimento e outros. A partir dessa experiência profissional, desenvolveu o projeto de escrever uma série de livros simples e práticos a respeito de diversas técnicas de cuidados naturais de saúde, na qual se inclui a presente obra.

Coleção Círculo das Fadas

❂ ❂ ❂

Se você gosta de ler listas infinitas de pessoas dos quatro cantos do mundo que tiveram sua vida totalmente modificada por alguma técnica mirabolante, não perca tempo com esta coleção. Se você gosta de livros nebulosos que falam, falam e ensinam pouca coisa ou nada, esqueça esta coleção. Se você está em busca de "receitas de bolo" que lhe dêem repentinos poderes mágicos, abandone esta coleção.

Mas se você quer conhecer formas de viver melhor com seu próprio corpo, sua mente, suas emoções, seu ambiente familiar e de trabalho; se deseja aprender a utilizar ao máximo suas habilidades naturais e desenvolver novos potenciais em todos os campos da vida; se procura informações sobre técnicas simples, eficientes e pouco agressivas que podem ser utilizadas para aliviar os pequenos problemas de saúde do quotidiano; se quer se conhecer melhor e assumir um controle maior sobre sua própria vida, então esta coleção é para você.

Alinhando-se com a proposta de medicina simplificada defendida pela Organização Mundial de Saúde desde o final dos anos 70 do século XX, a coleção tem o cuidado de limitar-se a técnicas que possam ser utilizadas por leigos, sem riscos de provocar danos à saúde; por isso, não é um panorama de todas as especialidades incluídas na medicina e na psicoterapia holísticas, mas uma coleção de manuais práticos de algumas dessas técnicas, adequadas ao uso caseiro ou por agentes de saúde com treinamento sumário.

A idéia central da coleção do "Círculo das Fadas" é oferecer uma coletânea de informações simples, objetivas e principalmente corretas, estritamente de acordo com os conhecimentos da farmacologia, fisiologia, psicologia e clínica, mesmo quando reinterpretados utilizando uma linguagem próxima da de tradições religiosas ou mágicas.

O compromisso de fazer manuais práticos é o outro ponto que norteia a coleção: em todos os livros você encontrará o "pulo do gato", o "caminho das pedras" para utilizar a técnica em questão, sem omissões nem disfarces. Cada tema é explorado a fundo e todas as informações técnicas, orientações práticas e alertas necessários estão apresentados de forma clara e explícita.

Este livro foi impresso em novembro de 2021,
na Imos Gráfica, no Rio de Janeiro.
O papel de miolo é o offset 75g/m^2,
e o de capa é o cartão 250g/m^2.